U0221421

掌中宝系列

拔罐通络祛病

掌中查

臧俊岐 主编

湖南科学技术出版社

图书在版编目（CIP）数据

拔罐通络祛病掌中查/臧俊岐主编. --长沙:湖南科学技术出版社,2017.9

（掌中宝系列）

ISBN 978-7-5357-9190-0

Ⅰ.①拔… Ⅱ.①臧… Ⅲ.①拔罐疗法 Ⅳ.①R244.3

中国版本图书馆CIP数据核字(2017)第015165号

BAGUAN TONGLUO QUBING ZHANGZHONGCHA

拔罐通络祛病掌中查

主 编	臧俊岐
责任编辑	何 苗 王 李
文案统筹	深圳市金版文化发展股份有限公司
摄影摄像	深圳市金版文化发展股份有限公司
出版发行	湖南科学技术出版社
社 址	长沙市湘雅路276号
	http://www.hnstp.com

湖南科学技术出版社天猫旗舰店网址:

http://hnkjcbs.tmall.com

印 刷	深圳市雅佳图印刷有限公司
	（印装质量问题请直接与本厂联系）
厂 址	深圳市龙岗区坂田大发路29号C栋1楼
版 次	2017年9月第1版第1次
开 本	890mm×1240mm 1/64
印 张	4.5
书 号	ISBN 978-7-5357-9190-0
定 价	24.80元

前言

PREFACE

近年来，现代自然疗法的养生观念正逐渐被人们接受，不使用药物的绿色疗法正逐渐成为人们追求健康的新潮流。现代医学认为，人体天生有一个自然康复系统，当寒、热、痰、湿、瘀等邪气侵袭人体时，人体可通过自身的防御功能抵抗各种致病因素的侵袭，而经络穴位就是我们随身的"百宝药箱"。拔罐疗法正是利用负压的作用对穴位进行吸附，以排出人体内的寒、热、痰、湿、瘀等邪气的一种绿色健康的自然疗法。拔罐有散寒祛湿、疏通经络、消瘀化滞、行气活血、消肿止痛、拔毒泻热、缓解疲劳、增强体质等功效，从而达到平衡阴阳、扶正祛邪、治愈疾病的目的。

本书介绍拔罐的基础知识，重点解析感受5种邪气的症状特征、特效穴位、易发疾病，每种疾病选取了相应的穴位进行拔罐。书中还配有清晰的穴位图、操作图及专家操作视频，跟着名师学习拔罐，轻松祛病。

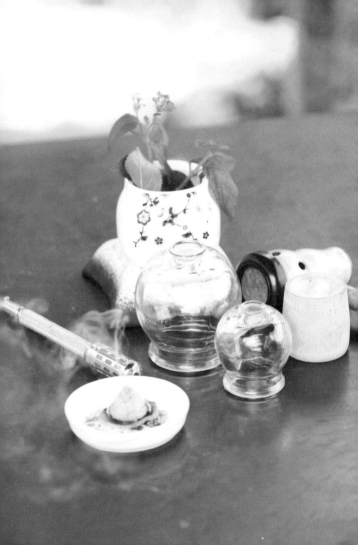

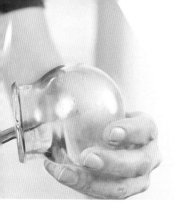

目录

C O N T E N T S

PART 1

拔罐基础课，身体有话说

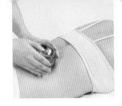

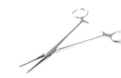

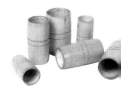

PART 2
拔罐祛除寒、热、痰、湿、瘀

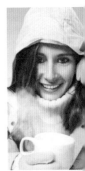

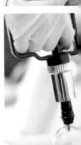

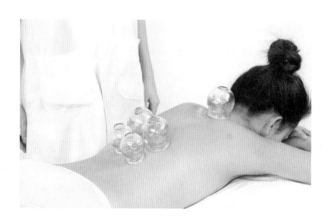

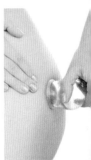

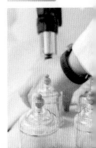

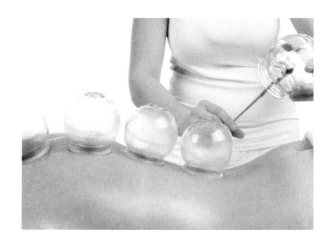

PART 3

"罐"通体健，快速拔走小病痛

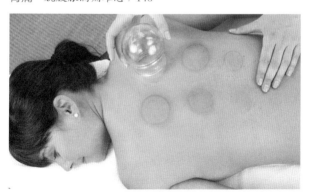

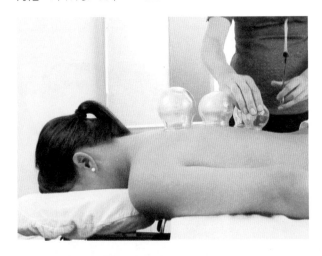

PART 4

扶正祛邪，"罐"疗慢性病

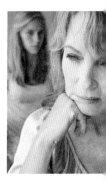

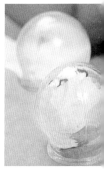

PART 5

"罐"疗两性健康，夫妻更和谐

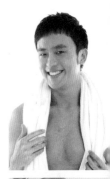

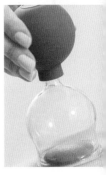

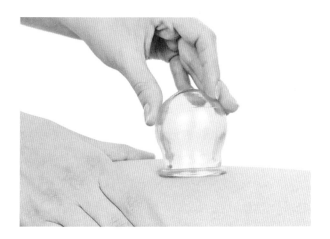

PART **6**

颈肩腰腿痛难忍，拔罐来相助

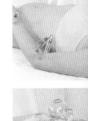

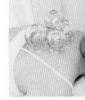

拔罐基础课，身体有话说

PART 1

拔罐是基于经络学说发展起来的一种中医传统疗法。
拔罐疗法有数千年的历史，由于方便易行，
适用于家庭保健，故能广泛流传于民间。
近年来，随着医疗实践的不断发展，
人们对于拔罐的功效和其作用机制也有了更深入的了解，
拔罐已经渐渐成为现代人养生保健的一种流行趋势。

走进拔罐历史长河，从古至今述拔罐

拔罐疗法是我国劳动人民在几千年与疾病的抗争中总结出来的一种绿色健康疗法。它以罐为工具，利用燃烧、挤压等方法排除罐内空气，使罐吸附于体表特定部位并对其产生刺激，形成局部充血或瘀血现象，从而达到防病治病、强壮身体的目的。如今，拔罐疗法已经被越来越多的人所推崇，因其科学实用、简单易学、成本低、疗效显著、无毒副作用等优点而被称作是 21世纪的"自然疗法"，成为现代人首选的保健方法之一。

拔罐疗法在我国已有二千余年的历史。远古时代医家用动物的角作为吸拔工具，故而拔罐疗法又称角法。在1973年湖南长沙马王堆汉墓出土的帛书《五十二病方》中，就已经有关于角法治病的记述："牡痔居窍旁，大者如枣，小者如核者，方以小角角之，如孰（熟）二斗米

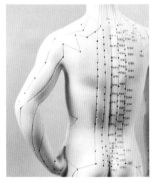

顷，而张角。"其中"以小角角之"，即指用小兽角吸拔。据医史文献方面的专家考证，《五十二病方》是我国现存最古的医书，大约成书于春秋战国时期，这就表明，早在公元前六世纪至公元前二世纪，我国就已经采用拔罐这一治疗方法。

隋唐时期，拔罐的工具有了突破性的改进，开始用经过削制加工的竹罐来代替兽角。竹罐取材广泛，价廉易得，有助于这一疗法的普及和推广；同时竹罐质地轻巧吸拔力强，也在一定程度上提高了治疗的效果。宋元时期，竹罐已完全代替了兽角。拔罐疗法的名称亦由"角法"变成了"吸筒法"。

在操作上，则由单纯用水煮的煮拔筒法进一步发展为药筒法。即先将竹罐放置于按一定处方配制的药物中煮过备用，需要时，将此罐置于沸水中煮后，趁热拔在穴位上，以发挥吸拔和药物外治的双重作用。

明朝时期拔罐法大兴，已经成为中医外科中重要的外治法之一。当时的一些主要外科著作几乎都列有此法，拔罐主要用于吸拔脓血、治疗痈肿。在吸拔方法上，较之前代又有所改进，较多的是将竹罐直接在多味中药煎熬后的汁液中煮沸直接吸拔。所以，竹罐又被称为药筒。

至清代，拔罐法获得了更大的发展。首先是拔罐工具的又一次革新。竹罐尽管价廉易得，但吸力较差，且久置干燥后，易产生燥裂漏气。为补此不足，清代出现了陶土烧制成的陶罐，并正式提出了沿用至今的"火罐"一词。其次是拔罐疗法有较大进步，有书记载："以小纸烧见焰，投入罐中，即将罐合于患处。如头痛则合在太阳、脑户或颠顶，腹痛合在脐上。罐得火气舍于内，即卒不可脱，须得

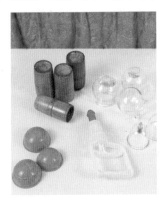

其自落，肉上起红晕，罐中有气水出。"此类拔罐法是目前仍颇为常用的投火法。再次，对于拔罐部位，一改以往仅拔罐病灶区，还采用了吸拔穴位的方法来提高治疗效果。最后，拔罐疗法的治疗范围也突破了历代以吸拔脓血、疮毒为主的界限，开始应用于多种病症。

　　现代，拔罐已经发展成为全民保健、治疗疾病的大众化养生途径。

经络穴位，
人体的"大药"

经络穴位被称为人体的"药田"，每个穴位都等同于一味中药，刺激穴位，能激发人体的自愈能力，以通其经脉，调其气血，使阴阳归于平衡，脏腑趋于调和，从而达到祛除病邪的目的。

⊙ 穴位的分类

穴位是腧穴的俗称，是人体脏腑经络之气输注于体表的特殊部位。"腧"与"输"义通，有传输、输注的意思；"穴"即空隙，分布在人体各个部位的穴位不计其数，归纳起来，主要可分为三大类。

经穴： 又称"十四经穴"。分布于十二经脉和任、督二脉上的腧穴，是全身穴位的主体部分。经穴均有具体的穴名和固定的位置，分布在十四经循行路线上，有明确的主治病症。目前经穴总数为361个。任、督脉位于正中，是一名一穴；十二经脉左右对称，是一名两穴。

奇穴： 又称"经外奇穴"。凡有一定的穴名，又有明确的部位及治疗作用，但尚未归入十四经脉系统的腧穴，称为奇穴。奇穴的位置比较分散，有位于经脉线外的，如中泉；有位于经脉线内的，如印堂；还有由多个穴位组合而成的，如夹脊等。奇穴虽然未被列入十四经脉，但其所在之处仍然在经络分布的区域，并通过经络的传导作用来防病治病。奇穴的主治范围比较单一，大多数奇穴对特定的病症有特定的疗效，如百劳穴治瘰疬，四缝穴治小儿疳积。

阿是穴：又称天应穴、不定穴。通常是指该处既不是经穴，又不是奇穴，只是按压痛点取穴。阿是穴既无具体的名称，又无固定的位置，是以压痛点或其他反应点作为腧穴用以治疗的。阿是穴多在病变部位附近，也可在离其较远处。腧穴虽分类不同，但它们之间相互联系，共同构成了腧穴体系。适度地刺激阿是穴，相当于直接刺激经络阻滞处，因此阿是穴的治病效果常常比固定穴位要明显。

⊙ 穴位的功效

穴位位于经络之上，是脏腑经络气血传输、出入的重要部位，作为人体内外能量沟通的窗口，用各种方法对穴位进行一定程度的刺激，并通过经络的传导，可以起到疏通经络、调养气血、温经散寒、祛风除湿的作用，从而实现防治疾病、养生保健的目标。

输注气血： 穴位从属于经脉，通过经脉向内连接脏腑，是脏腑经络气血渗灌、转输、出入的特殊部位。《黄帝内经·灵枢》中说："所言节者，神气之所游行出入也，非皮肉筋骨也。"说明穴位是气血通行出入的部位，脏腑、经脉之气在穴位这一部位游行、出入，因此穴位就具备了抵御疾病（出）、反映病痛（出）、传入疾病（入）、感受刺激、传入信息（入）等功能。

反应病症： 当人体内部发生病变时，内在的病理状态可通过经脉腧穴反映于体表，因此腧穴部位的变化可以作为诊断疾病的依据。与经脉反映病症不同，腧穴所反映的病症主要限于腧穴范围的压痛、酸楚、结节、肿胀、瘀血、丘疹、虚陷等现象。腧穴反映病症的作用近年有不少新发现，如呼吸系统病症多在中府、肺俞、孔最处出现反应；肝胆系统的病症多在肝俞、胆俞、胆囊穴出现压痛等。

防治疾病： 腧穴不仅是气血输注的部位，也是邪气所在的地方。当人体虚弱之时，邪气就会通过体表腧穴由表入里。各种刺激能通过腧穴、经脉传入体内，从而激发人体的正气，协调平衡阴阳，从而达到预防和抗御疾病的目的。

⊙ 穴位的主治作用

穴位具有3个治疗作用，即近治作用、远治作用、特殊治疗作用，这是运用穴位保健治疗的理论基础。

近治作用——穴位所在，主治所在

近治作用是指所有的穴位均可治疗其所在部位及邻近组织、器官的病症，即"穴位所在，主治所在"，这是所有穴位主治作用具有的共同点。如睛明、承泣、攒竹、瞳子髎等穴位均在眼区及其邻近部位，所以它们均可治疗眼病；中脘、梁门等穴位均在胃脘部，所以均可治疗胃脘痛；膝眼、梁丘、阳陵泉等穴位在膝关节附近，均可治疗膝关节疼痛。

远治作用——经脉所过，主治所及

远治作用是十四经穴位主治作用的基本规律。在十四经穴位中，尤其是十二经脉在四肢肘、膝关节以下的穴位，不仅能治局部病症，而且能治本经循行所涉及的远端部位的组织、器官、脏腑的病症，甚至具有治疗全身病患的作用，即"经脉所过，主治所及"。

经穴的远治作用与经络的循行分布是密切相关的，穴位在远治作用中除能治疗本经病变以外，还能治疗相表里的经脉疾患。例如，手少阴心经上肘以下的穴位，一般都能预防和治疗心血管系统、神经系统、大脑等部位的疾病，而手少阴心经所出现的病候，又同该条经脉上的穴位主治功能基本一致。经络的循环有表里相合、交区交会、根结、标本等多种联系的特性，这种特性也反映在穴位的远治作用上。如取大椎穴退热，取三阴交治疗遗尿。

特殊治疗作用

穴位的特殊治疗作用主要从穴位的相对特异性和双重的良性调整作用两个方面而言。

临床实践证明，有些穴位对某脏腑器官疾病或某病理状态有相对特异的治疗作用，如大椎穴退热；至阴穴矫正胎位；胆囊穴治疗胆绞痛；神门穴安神；少商穴治咽喉肿痛；太渊穴治无脉症；天枢穴治泻痢、便秘等，均有较好的效果。刺激某些穴位，对机体的不同状态，可起着双向的良性调节作用，如百会穴，在清气下陷时可以提升清气，在肝阳上亢时可以平肝潜阳；内关可使心动过缓者加快心跳，心动过速者减缓心率；合谷穴在解表时可以发汗，在固表之时又能止汗等。另外，有些穴位是治疗某种疾病的特效穴位，如曲池穴是治疗皮肤病的重要穴位，人迎穴有显著的降压效果，尤其能降低收缩压，穴位的这一治疗特性，使经穴治疗具有广泛的适应性和一定的安全性。

拔罐疗法的五大功效

拔罐疗法对于机体的作用主要表现为两大方面，其一为预防保健作用，即"防未病"，包括未病先防和已病防变两部分；其二为治疗疾病，即"治已病"。这两大方面的作用又是通过5个比较细小的功效完成的。

⊙ 调和阴阳

中医认为，在正常情况下，人体内各种组织处于一种有机协调的状态，这种状态可以称为阴阳平衡。当这种平衡被打破时，人就会生病，即通常所说的"阴盛则阳病，阳盛则阴病"。所以，要想不生病，就要协调阴阳，使之重新达到相对平衡的状态。而拔罐疗法之所以能够产生疗效，正是因为它通过吸拔经络穴位来调整某些脏器的功能，这种状态可以称为阴阳平衡。当这种平衡被打破时，人就会生病，即通常所说的"阴盛则阳病，阳盛则阴病"。拔罐疗法通过吸拔经络穴位来调整某些脏器的功能，促进新陈代谢使人体内的阴阳得以重新达到平衡的状态。

⊙ 疏通经络

由于拔罐疗法具有祛风散寒、祛湿除邪、通脉行气的功效，因而可通利关节、镇痛去痹。经络受到影响，疾病就会产生，而拔罐疗法正是在经络气血凝滞或空虚时，通过对经络穴位的吸拔作用，引导经络中的气血输布，使衰弱的脏腑器官功能得以恢复，从而赶走疾病。

⊙ 扶正固本

中医有言"正气存内，邪不可干；邪之所奏，其气必虚"，因此，在生活中，我们应该注意固护正气。而通过拔罐疗法，我们可以增强卫气，卫气强则护表能力强，外邪不易进犯，机体安康无病。另一方面，拔罐通过疏通经络、行气活血的作用改善全身血液循环，从而使营卫调和，正气固护得宜。

⊙ 解表散邪

拔罐可以通过吸附作用使局部皮肤的毛孔张开，并通过出汗的方式带走体内产生的代谢废物，如肌肉中的乳酸等，使体表之邪从表而散，即中医所言"汗解""其在皮者，汗而发之"，而达到祛风散寒、祛湿除邪的作用。

⊙ 行气活血

中医认为，人体内存在着一个经络系统，它们纵横分布、遍布全身，将人体内外、五脏六腑、四肢百骸、皮肉筋骨等各个组织器官联系成一个有机整体，并借以运行周身气血，营养全身。当经络系统当中的某一部分遭到破坏时，正常的生理功能受到影响，则经脉之气出现逆乱、气血运行受阻、五脏六腑得不到濡养，就会产生各种疾病。拔罐可以疏通经络、条达气机、通达气血，使得机体"通则不痛，荣则不痛"。

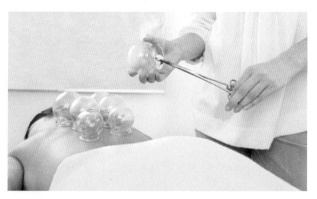

拔罐器具知多少

⊙ 常用拔罐器具

竹罐

取坚实成熟的竹筒，一头开口，一头留节作底，罐口直径分3厘米、4厘米、5厘米3种，长短约8～10厘米。口径大的，用于面积较大的腰背及臀部。口径小的，用于四肢关节部位。至于日久不常用的竹火罐，过于干燥，容易透进空气。临用前，可用温水浸泡几分钟，使竹罐质地紧密不漏空气后再用。南方产竹，多用竹罐。

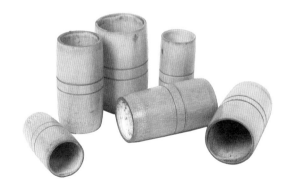

玻璃罐

玻璃火罐，是用耐热硬质玻璃烧制的。形似笆斗，肚大口小，罐口边缘略突向外，分1、2、3号型，清晰透明，便于观察，罐口光滑，吸拔力好，因此，玻璃火罐已被人们广泛地使用起来了。

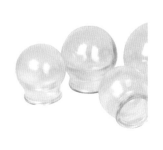

挤气罐

挤气拔罐常见的有组合式和组装式两种。组合式是由玻璃喇叭筒的细头端套一橡皮球囊构成；组装式是装有开关的橡皮囊和橡皮管与玻璃罐或透明塑料罐连接而成。其优点是不用点火，不会烫伤，使用安全，方法简便，罐口光滑，便于观察。

橡胶罐

橡胶罐是用橡胶制成的，有多种形状和规格。优点是不易破损，便于携带，不必点火，操作简单，患者可自行治疗；缺点是吸附力不强，无温热感，只能用于吸拔固定部位，不能施行其他手法。

金属罐

多以铜、铁、铝制成，状如竹罐。其优点是不易破碎，消毒便利。缺点是导热过快，成本高，无法观察吸拔部位皮肤变化，故而现已很少应用。

复合罐具

随着科学的发展，罐具配用治疗仪者越来越多。如罐内安装刺血器，在拔罐时接通电源，称为电热罐。还有将红外线治疗仪、磁铁等放入罐内，形成红外线罐、磁疗罐等。

电罐

电罐是在传统火罐的基础上发展而来的一种拔罐工具，随着现代科学技术的发展，电罐的功能发生了很大变化，已经从单纯的产生负压发展到集负压、温热、磁疗、电针等综合治疗方法为一体，负压以及温度均可通过电流来控制，而且还可以连接测压仪器，以随时观察负压情况。电罐的特点是使用安全，不易烫伤，温度和负压等可以自行控制。电罐的缺点是体积较大，成本较高，必须有电源装置才能使用，只适用于拔固定罐。

贮药罐

其操作方法有两种，一种是将抽气罐内事先盛贮一定量的药液（约为罐子的1/2），用抽气罐法抽出罐内空气，使罐吸附于皮肤上。另一种是在玻璃火罐内盛贮一定的药液（约为罐子的1/2），用火罐法使罐快速吸附在皮肤上。常用的药液有生姜汁、风湿酒等。此法常用于风湿痛、感冒、胃病等疾患。

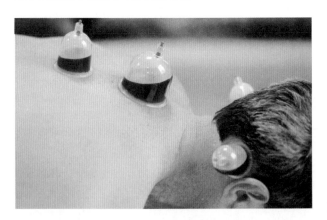

煮药罐

把配制成的药物装入袋内，放入水中煮至适当浓度，再将竹罐投入药汁内煮10～15分钟。使用时按蒸气罐法使罐吸附于患处。此法多用于风湿等症。药物处方如下：
①麻黄、蕲艾、羌活、独活、防风、秦艽、木瓜、川椒、生乌头、曼陀罗花、刘寄奴、乳香、没药各6克。
②川椒、桂枝、防风、当归、杜仲、牛膝、麻黄、桑寄生、川乌、红花各30克。

抽气罐

抽气罐常用青霉素、链霉素药瓶，将瓶底磨掉制成平滑的罐口，瓶口处的橡皮塞应保持完整，留作抽气用。医药商店的器械柜也有出售成品真空枪抽气罐的，它是由有机玻璃或透明工程塑料制成，形如吊钟，上置活塞便于抽气。其优点是不用点火，不会烫伤，使用安全，可随意调节罐内负压，控制吸力，便于观察等。它是家庭最适用的抽气拔罐。

角质罐

拔罐前要准备一些消毒清洁用品对器具和拔罐部位进行消毒，比如棉签或酒精脱脂棉球。此外，拔罐时还可用以燃火、排气。

⊙ 拔罐辅助用具

润滑剂

常用的润滑剂一般包括凡士林、植物油、石蜡油等。还有一些润滑剂是具有药用疗效的，如红花油、松节油、按摩乳等，具有活血止痛、消毒杀菌的功效。

燃料

乙醇（酒精）是拔罐过程中经常要用的燃料。拔罐时，一般要选用体积分数为75％～95％的酒精，如果身边没有酒精，可用度数稍高的白酒代替。

消毒用品

拔罐前要准备一些消毒清洁用品对器具和拔罐部位进行消毒，比如棉签或酒精脱脂棉球。此外，拔罐时还可用以燃火、排气。

针具

在拔罐治疗过程中，有时会用到针罐、刺血罐、抽气罐，所以操作者还需要备用针具。其中，最常用的就是三棱针和皮肤针。

多样拔罐手法通经络

拔罐法又称拔火罐，古称"角法"，是以罐子为工具，利用火燃烧排出罐内空气，造成相对负压，使罐子吸附于施术部位，产生温热刺激及局部皮肤充血或瘀血，以达到治疗疾病目的的一种方法。

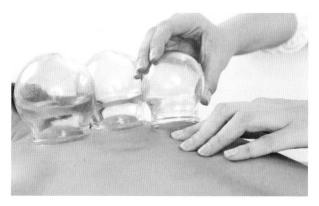

⊙ 多罐法

多罐法用于病变范围比较广泛的疾病。可按病变部位的解剖形态等情况，酌量吸拔数个乃至十几个罐。如某一肌束劳损时可按肌束的位置成行排列吸拔多个火罐，称为"排罐法"。治疗某些内脏或器官的瘀血时，可按脏器的解剖部位的范围在相应的体表部位纵横并列吸拔几个罐子。

（1）密排罐法：指罐具多而排列紧密的排罐法，这种方法多用于身体强壮的年轻人，或者病症反应强烈，发病广泛的患者。

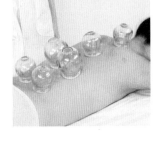

（2）疏排罐法：指罐具少而排列稀疏的排罐法，多用于年老体衰、儿童等患者，或者病症模糊的患者。

（3）散罐法：又称星罐法，此法主要适用于一人患有多种疾病或者虽只患有一种疾病，但具有多种病情的患者。

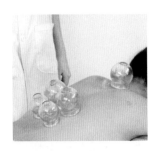

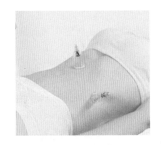

⊙ 单罐法

单罐法用于病变范围较小的病或压痛点。可按病变或压痛的范围大小选用适当口径的火罐。如胃病在中脘穴拔罐；冈上肌肌腱炎在肩髃穴拔罐等。

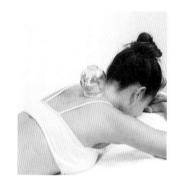

⊙ 闪罐法

闪罐法是临床常用的一种拔罐手法，一般多用于皮肤不太平整、容易掉罐的部位，将罐子拔上后，立即起下，反复吸拔多次，至皮肤潮红为止。多用于局部皮肤麻木或功能减退的虚证病例。采用闪罐法操作时注意罐口应始终向下，棉球应送入罐底，棉球经过罐口时动作要快，避免罐口反复加热以致烫伤皮肤。

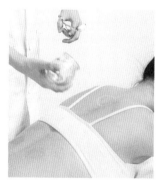

⊙ 响罐法

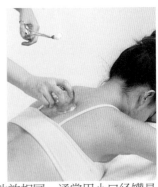

响罐法是指在罐具吸定后，稍加推拉或旋转随即用力将罐具拔下，发出"啪"的响声的一种拔罐疗法。如此反复吸拔，重复操作多次，以皮肤潮红或呈紫红色为度。此法与闪罐法功效相同，通常用小口径罐具在局部面积较小的部位施术。

⊙ 走罐法

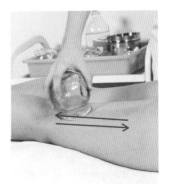

走罐法又称行罐法、推罐法及滑罐法等。一般用于治疗病变部位较大，肌肉丰厚而平整的部位，或者需要在一条或一段经脉上拔罐的情况，如腰背、大腿等部位。走罐法须选口径较大的罐子，罐口要求平滑，最好用玻璃罐，先在罐口涂一些润滑油脂，将罐吸上后，以手握住罐底，稍倾斜，即后半边着力，前半边略提起，慢慢向前推动，这样在皮肤表面上下或左右来回推拉移动数次，至皮肤潮红为止。

⊙ 留罐法

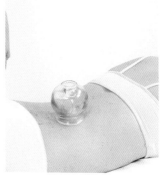

留罐法又称坐罐法，是指将罐吸附在应拔部位后留置一段时间的拔罐疗法。此法是临床最常用的一种罐法，留罐法主要用于以寒邪为主的疾患、脏腑病。如经络受邪（外邪）、气血瘀滞、外感表证、麻木、消化不良、神经衰弱、高血压等病症，用之均有良效。留罐法可与走罐法配合使用，即先走罐，后留罐。

巧用双手，找准穴位

在进行穴位拔罐疗法的时候，找穴位是最重要的，就是找对地方。找对地方，才能事半功倍，以下将为大家介绍几种方法快速找穴。

⊙ 标志参照法

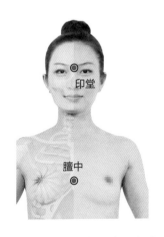

人体体表标志，可分为固定标志和活动标志。

固定标志： 由骨节、肌肉所形成的凸起、凹陷及五官轮廓、指甲、乳头、肚脐等部位，是不受人体活动影响，固定的标志。如：两乳之间是膻中穴；两眉头之间是印堂。以肚脐为标志，脐中即为神阙穴，脐中上1寸是水分穴，脐中下1寸是阴交穴，脐旁开2寸是天枢穴等。

活动标志： 关节、肌肉、肌腱及皮肤随着活动而出现的空隙、凹陷、皱纹等部位，是在活动姿势下才会出现的，以此定位腧穴位置。如：下颌角前上方约一横指，当咬肌隆起，按之凹陷处是颊车穴；让掌五指在同一平面，拇指与其余四指成90°，拇指根部两个肌腱间的凹陷就是阳溪穴等。

⊙ 骨度分寸法

骨度分寸法是以骨节为标志，将两骨节之间的长度折量为一定的分寸，用以确定腧穴位置的方法。不论男女、老少、高矮、胖瘦，均可按一定的骨度分寸在其自身测量。如：眉间

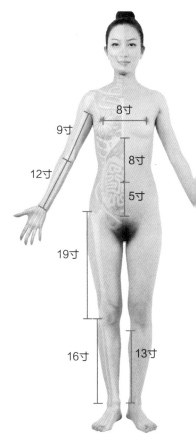

到前发际正中为3寸；头部前发际正中至后发际正中为12寸；两乳头间为8寸；脐中至耻骨联合上缘为5寸等。

⊙ 手指同身寸度量法

手指同身寸度量取穴法是指以患者本人的手指为标准度量取穴，是临床取穴定位常用的方法之一。这里所说的"寸"，与一般尺制度量单位的"寸"是有区别的，是用被取穴者的手指作尺子测量的。由于人有高矮胖瘦之分，不同的人用手指测量到的一寸也不等长。因此，取穴时要用被取穴者的手指作为参照物，才能准确地找到穴位。

拇指同身寸：拇指指间关节的横向宽度为1寸。

中指同身寸：中指中节屈曲，内侧两端纹头之间作为1寸。

横指同身寸：又称"一夫法"，指的是示指、中

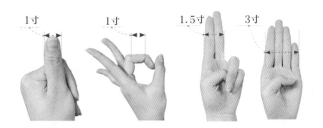

指、无名指、小指并拢，以中指近端指间关节横纹为准，四指横向宽度为3寸。

另外，示指和中指二指指腹横宽（又称"二横指"）为1.5寸。示指、中指和无名指三指指腹横宽（又称"三横指"）为2寸。

⊙ 感知找穴法

身体感到不适，用手指压一压，捏一捏，摸一摸，如果有痛感、硬结、痒等感觉，或与周围皮肤有温度差，如发凉、发烫，或皮肤出现黑痣、斑点，那么这个地方就是所要找的穴位。

⊙ 简便定位法

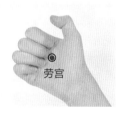

劳宫

简便定位法是临床中一种简便易行的腧穴定位方法。如立正姿势，手臂自然下垂，其中指端在下肢所触及处为风市穴；两手虎口自然平直交叉，一手指压在另一手腕后高骨的上方，其示指末端到达处取列缺穴；握拳屈指时中指尖处为劳宫穴；两耳尖连线的中点处为百会穴等。此法是一种辅助取穴方法。

拔罐的适应证与禁忌证

虽然拔罐疗法经过了数千年的改进和完善，但是作为一种治疗方法，必然也有它的局限性，有些疾病是无法进行拔罐治疗的。所以在操作前，要认清拔罐的适应证和禁忌证。

⊙ 拔罐的适应证

1 呼吸系统方面疾病：支气管炎、肺水肿、肺炎、哮喘、胸膜炎等。

2 消化系统方面疾病：急性胃炎、慢性胃炎、急性肠炎、慢性肠炎、消化不良、胃酸过多等。

3 心血管系统方面疾病：高血压、脑血栓、心绞痛、心律失常等。

4 神经系统方面的疾病：神经性头痛、肋间神经痛、坐骨神经痛、四肢神经麻痹、面神经痉挛、颈肌痉挛等病症。

5 运动系统方面的疾病：肩关节痛、颈椎痛、腰椎痛、膝关节痛等。

6 妇科方面的疾病：痛经、月经过多、闭经、盆腔炎等病症。

7 外科疮伤方面的疾病：毛囊炎、急性乳腺炎、疖肿等。

8 儿科方面的疾病：百日咳、流行性腮腺炎、小儿腹泻、小儿肺炎等。

9 五官科方面的疾病：鼻出血、白内障、复发性口腔溃疡、急性扁桃体炎等。

⊙ 拔罐的禁忌证

1.精神病、水肿、心力衰竭、活动性肺结核等病症患者不能拔罐。

2.患急性骨关节软组织损伤者不能拔罐。

3.关节肿胀或严重水肿者不能拔罐。

4.皮肤溃烂者不能拔罐。

5.有严重过敏史者不能拔罐。

6.患有传染性皮肤病者不能拔罐。

7.皮肤肿瘤患者不能拔罐。

8.患有出血倾向性疾病的患者不能拔罐。

9.颈部以及其他体表有大血管经过的部位不能拔罐。

10.眼、耳、乳头、前后阴、心脏搏动处、毛发过多的部位以及骨骼凹凸不平的部位等不能拔罐。

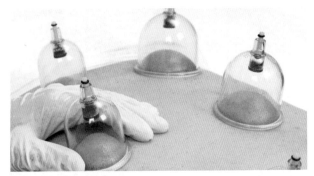

明了拔罐讲究，
疗效事半功倍

⊙ 掌握疾病选穴技巧

呼吸系统

常见疾病：感冒、咳嗽、鼻炎、支气管炎、哮喘、肺水肿、肺炎、胸膜炎、肺结核、支气管扩张等。

常用穴：中府、尺泽、曲池、合谷、太阳、定喘、大椎、风池、大杼、风门、肺俞等。

精神及神经系统

常见疾病：神经性头痛、肋间神经痛、坐骨神经痛、面神经麻痹、面肌痉挛、瘫痪、阿尔茨海默病、帕金森病、肌肉萎缩、腓肠肌痉挛、神经症、失眠、抑郁症等。

常用穴：阿是穴、太阳、大椎、肩井、肩中俞、大杼、天柱、膏肓俞、肾俞、膈俞、心俞、三焦俞、章门、期门、环跳、委中、风市、承山、下关、地仓、印堂、颊车、内关等。

消化系统

常见疾病： 胃肠炎、胃溃疡、胃神经痛、消化不良、呕吐、腹泻、便秘、痔疮、肝炎、胆囊炎、胰腺炎等。

常用穴位： 中脘、天枢、章门、期门、关元、足三里、三阴交、公孙、内关、支沟、肝俞、胆俞、脾俞、胃俞、大肠俞、三焦俞、膈俞等。

内分泌循环系统

常见疾病： 高血压、低血压、冠心病、心律失常、脑梗死、贫血、糖尿病、高脂血症、痛风、肥胖症等。

常用穴： 肝俞、胆俞、脾俞、胃俞、肾俞、心俞、膈俞、膏肓俞、合谷、曲池、内关、神门、大冲、足三里、血海等。

运动系统

常见疾病： 颈椎病、肩周炎、腰椎间盘突出、急性腰扭伤、踝关节扭伤、足跟痛、膝关节炎、风湿性关节炎、鼠标手、网球肘等。

常用穴： 阿是穴（局部压痛点）、大椎、肩井、肩髃、天宗、委中、承山、阳陵泉、悬钟、跗阳、腰阳关、八髎、肾俞、环跳、曲池、合谷、手三里、阳溪等。

泌尿生殖系统

常见疾病： 痛经、月经不调、功能性子宫出血、子宫肌瘤、宫颈糜烂、盆腔炎、阴道炎、前列腺炎、阳痿、不孕不育症、遗精、带下等。

常用穴： 关元、气海、中极、神阙、足三里、三阴交、阴陵泉、血海、膈俞、阴交、子宫、带脉、肝俞、肾俞、八髎、命门、腰阳关、涌泉等。

皮肤及免疫系统

常见疾病： 痤疮、粉刺、酒糟鼻、湿疹、荨麻疹、系统性红斑狼疮、压疮、乳腺炎、疱疹等。

常用穴： 足三里、三阴交、复溜、丰隆、阴陵泉、三焦俞、膈俞、膀胱俞、曲池、合谷、内关、血海、阿是穴等。

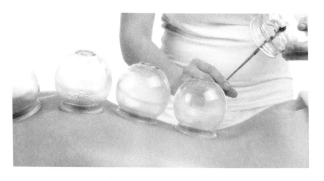

⊙ 掌握拔罐操作技巧

拔罐疗法是一种无创伤性的物理学刺激疗法。但如果操作不慎或粗心大意，则容易引起局部烫伤，所以以下一些拔罐小技巧是必须知道的。

1.体位选择

选择体位的原则是便于拔罐施治，在治疗期间，患者能够比较舒适并长久保持这种姿势。一般主要有俯卧位、仰卧位、侧卧位等3种体位选择。

2.操作步骤

暴露皮肤

将受术者的待拔罐部位处逐步暴露出来，如需在背部进行拔罐，应先暴露背部皮肤；需在腹部拔罐，应先暴露腹部皮肤。由此类推。

清洁皮肤

拔罐前应先对受术者的皮肤表面进行清洁消毒，如有汗液者应用纸巾擦干。

器具准备

选择罐具的原则根据吸拔部位的大小而定。具体来说，是指对于比较平坦宽阔的部位，如前胸、后背、腰部、臀部及大腿处，宜选用大口径火罐；对于肩部、颈部、胳膊等相对平坦的部位，宜选用中等口径的火罐；对于头部、关节等骨骼凹凸不平且软组织薄弱处，宜选用小口径的火罐。如果是在秋、冬等寒冷季节拔火罐时，应先将火罐的底部放在火上烘烤，使其温度接近人体的温度，以防止患者感冒。

辨症用罐

应根据患者不同病症在不同的部位、不同的腧穴上进行拔罐。

拔罐顺序

拔罐一般采取先上后下的原则，拔罐顺序为头部、颈部、背部（胸椎部、腰椎部、骶椎部）、胸部、腹部、上肢部、下肢部。

3.平衡对称原则

除两耳尖中点百会等，其余穴位均为左右对称分布，如左右手背的合谷穴、腰背部后正中线两侧的背俞穴等。拔罐治疗时，除任、督二脉及经外奇穴中的单个穴位外，其他穴位均应左右对称拔罐。

4.交流

拔罐开始后，施术者应随时询问受术者感觉如何，也要随时观察罐内皮肤的变化情况。如果罐力过大，患者感觉疼痛时，应放入少量空气以减轻吸拔力。操作方法是一只手拿住罐体稍倾斜，用另一只手手指按压对侧皮肤，以形成微小空隙，使少量空气进入。如果拔罐后患者感到吸拔无力，那么就应起罐再拔1次。对于第一次进行拔罐或少数对拔罐有恐惧心理的人群，施术者应注意在拔罐过程中进行安抚，并密切注意受术者情况，以免因情绪状况出现晕罐现象。

另外，在拔罐时与受术者进行交流，在出现异常情况时，可以第一时间对异常情况进行处理。

5.拔罐时间

首先，要根据患者的年龄、体质、病情以及所拔罐的部位来确定时间。比如年轻者拔罐时间可以长一些，年老者可短些；病轻者拔罐时间可以短些，病重者可以长一些；拔罐在头、面、颈、肩、上肢等部位的，时间可以短些，拔罐在腰背、臀部、腹部及下肢部位的，时间则可以长一些。其次，还要根据罐具的不同来确定时间。比如大罐的吸力较强，那么一次可拔5～10分钟；小罐的吸力较弱，则一次可拔10～15分钟。

其次，还要根据拔罐的方法来确定时间。比如，在采用闪罐或走罐时，其留罐治疗时间应以罐下局部皮肤出现潮红或呈红豆点状的痧块、痧斑和瘀斑等为准；在采用其他罐法时，则要因具体方法的不同而要求罐下皮肤出现紫斑、潮红、肿胀、灼热、疼痛、抽拉感等为准；在采用针罐时，留罐时间的决定因素则取决于针感和出血情况等。

拔罐次数与疗程也是根据病情程度及病人自身状况等因素确定的。比如，患感冒、发热等急性病的，要每天拔罐一次；若是重病的，则每天拔罐2～3次；是慢性病的，要两天拔罐一次；若是在拔罐后患者皮肤出现瘀斑、瘀块等情况的，应待瘀斑、瘀块消退后再做下一次拔罐。一般来说，拔罐7～10天为一个疗程，中间隔3～5天后，再进行第二个疗程。

6.起罐方式

当治疗完毕，或者某个穴位、部位需要重新拔罐时，就到了起罐的时候。起罐的原则是动作应轻柔、协调，切不可生拉硬拔，以免损伤皮肤、使患者产生疼痛。具体操作方法是：先用一手握罐将其稍稍倾斜，然后再用另一手拇指在罐口边缘处挤压皮肤，以使气体进入罐内，此时罐具即可自然脱落。

7.起罐后的贴心护理

起罐后，所拔部位局部皮肤如出现干皱或有裂纹的，则应涂上植物油；若起罐后局部皮肤绷紧不适的，可轻轻按揉皮肤，使其放松；若起罐后有水疱的，可用无菌针挑破，用干净棉球擦干后再涂以甲紫即可；若起罐后身上拔出脓、血的，应用无菌棉球将之清洗干净，清洗后用纱布包裹；针罐或刺络拔罐后，针口应用医用酒精消毒。若起罐后皮肤出现紫红斑点的，则属正常反应，无须特别处理。拔罐结束后，应让受术者休息5~10分钟。

不容小觑的拔罐注意事项

拔罐是一种比较古老的治病方法，在拔罐过程中我们还必须掌握其注意事项，这样既便于操作，也能最大限度地发挥拔罐的作用，让我们获得更好的疗效。

1 拔罐时，室内需保持20℃以上的温度。最好在避风向阳处。

2 患者以俯卧位为主，应充分暴露施术的部位。

3 拔罐时的吸附力过大时，可按挤一侧罐口边缘的皮肤，稍放一点空气进入罐中。初次使用闪罐者或年老体弱者，宜用中、小号罐具。

4 拔罐顺序应从上到下，罐的型号则应上小下大。

5 一般病情轻或有感觉障碍者（如下肢麻木者）拔罐时间要短。病情重、病程长、病灶深及疼痛较剧者，拔罐时间可稍长，吸附力稍大。

6 针刺或刺血拔罐时，若用火力排气，须待消毒部位酒精完全挥发后方可拔罐，否则易灼伤皮肤。

7 留针拔罐时，要防止肌肉牵拉而造成弯针或折针，发现弯针或折针要及时起罐，立即拔出针具。

罐印有话说，观印知健康

拔罐后的阳性反应，如充血、瘀血、水疱、皮肤温度的改变、皮肤渗出物的性质等都成为罐象。拔罐后，不同罐象代表不同的健康状况和疾病恢复状态，大致分类如下：

1. 点状紫红色小疮及伴有不同程度的热痛感或少量水珠溢出的，是正常罐印，持续1～5天就可消失。

2. 走罐或吸拔罐后，没有罐印，或罐印不明显，或虽有罐印但起罐后立即消失，肌肤恢复常色，则提示身体基本正常或病情尚轻。

3. 罐印鲜红，提示阴虚或气阴两虚。

4. 罐印鲜红并伴有发热，提示体内有热毒。

5. 罐印紫红或紫黑，提示体内有热毒或瘀血。

6. 罐印紫红、紫黑，并伴有水珠或水气，提示体内多有湿热。

7. 罐印发紫伴有斑块或罐印黑而黯淡，提示有局部寒凝血瘀。若罐印数天不退，通常表示病程已久，需要较长的时间来调理。

8. 若走罐时出现大面积黑紫印，提示风寒所犯面积大。

9. 若走罐时出现风团，像急性荨麻疹症状，提示患者为风邪所致，也可能是过敏性体质。

10. 罐印淡紫、发青并伴有印块，提示为外感风寒。

11. 罐印呈散开性的紫点，深浅不一，提示为气滞血瘀之症。

12. 罐印或拔罐后的罐壁内有少许水珠、水气，提示体内多有湿气。若在患部出现较多小水疱，预示由水湿所致。

13. 若大面积走罐后，罐印呈鲜红散点在某穴及其附近集中，提示这个穴位所相关的脏腑有异常或存在病情。

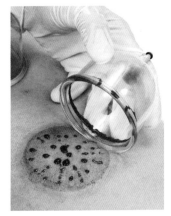

14. 罐印淡紫并伴有斑块的，提示以虚证为主，兼有血瘀。若斑点在穴位处明显的，表明此穴位相关内脏虚弱。若在肾俞穴处呈现，则提示肾虚。

拔罐遭遇异常的应急处理

⊙ 拔罐的正常反应

不论采用何种方法将罐吸附于施治部位，由于罐内的负压吸拔作用，都会出现局部组织隆起于罐口平面以上，患者觉得局部有牵拉发胀感，或感到发热、发紧、凉气外出、温暖、舒适等。启罐或走罐后，治疗部位出现潮红、紫红或紫红色皮疹等，均属拔罐疗法的治疗效应，待至数天后，可自行恢复，无须做任何处理。

⊙ 拔罐的异常反应

拔罐时如果受术者感到异常，或者皮肤有烧灼感，则应立即拿掉火罐，并检查皮肤有无烫伤、患者是否过度紧张、术者手法是否有误，或罐的吸力是否过大等，如此处不宜再行拔罐，可另选其他部位。如在拔罐过程中，患者感觉头晕、恶心、目眩、心悸，继而面色苍白、出冷汗、四肢厥逆、血压下降、脉搏微弱，甚至突然意识丧失，出现晕厥（晕罐）时，应及时取下罐具，使患者平躺，取头低脚高体位。轻者喝些温开水，静卧片刻即可恢复；重者可针刺百会、人中、中冲、少商、合谷等穴，并尽快送往医院。如果在拔罐之前做好解释工作，消除受术者的恐惧，在拔罐过程中注意与受术者交流，及时掌握受术者的情况，晕罐多数是可以避免的。

⊙ 预防拔罐创伤

有人认为只要经常拔罐，就难免会被烫伤。造成火罐烫伤的主要原因有：酒精用得过多而滴在罐内皮肤上，烫起一片血疱；火焰烧热罐口，容易使罐口烙伤圆圈处皮肤；留罐时间过长，容易起白水疱。拔罐过程中要如何做才能避免受到伤害呢？

1.涂水 在拔罐的地方，事前先涂些水（冬季涂温水），涂水可使局部降温，保护皮肤，不致烫伤；

2.火焰朝罐底 酒精棉球火焰，一定要朝向罐底，切不可烧着罐口，罐口也不要沾上酒精；

3.缩短留罐时间 一般大罐留罐不超过10分钟，小罐留罐不超过15分钟。实际操作时，应以皮肤红肿、瘀血为度，结合被拔者自身感受，适当减少时间，防止吸起水疱。

认识拔罐误区，
才能少走弯路

⊙ 拔火罐后马上洗澡

很多爱在浴池洗澡的人常说："火罐和洗澡，一个也少不了。"确实，温热的澡水和温热的火罐，洗完再拔，拔完再洗，想想都舒服。可是这顺序还真要注意，可以洗完澡后拔火罐，但是绝对不能在拔罐之后马上洗澡。拔火罐后，皮肤处于一种被伤害的状态下，非常脆弱，这个时候洗澡很容易导致皮肤破损、发炎。而如果是洗冷水澡的话，由于皮肤处于一种毛孔张开的状态，很容易受凉。所以拔火罐后一定不能马上洗澡。

⊙ 拔罐时间越长效果越好

不少人说火罐一拔最少要半小时，有的人认为拔出水疱来才能体现拔火罐的效果，尤其是老年人持这种观点的比较多。而拔火罐真的是时间越长越好吗？其实，拔火罐时要根据火罐大小、材质、负压的力度不同调整所需的时间。但是一般从点火闪完到起罐以5～15分钟为宜，若罐大吸拔力强时可适当缩短留罐的时间，以免起疱。因为拔火罐的主要原理在于负压而不在于时间，如果在负压很大的情况下拔罐时间过长直到拔出水疱，不但会伤害到皮肤，还可能会引起皮肤感染。

⊙ 同一位置反复拔

有些人在拔罐的时候一次不成就拔两次，同一个位置反复拔，认为这样才能拔出效果，这也是拔罐认识上的误区。其实这样做，会对皮肤造成损坏，若使皮肤红肿、破损等，那就得不偿失了。正确的做法是可以在多个位置拔，以增加治疗效果。

⊙ 有事没事，经常拔罐

拔罐法虽具有防治疾病功效，但一般主张必要时才应用，拔罐过多会耗伤体内正气。如果身体健康，年轻力壮，各脏腑功能都正常，也没什么毛病，不主张有事没事都经常拔罐。如果用于保健，一般用于劳累后肌肉酸痛，最好1周不要超过3次。

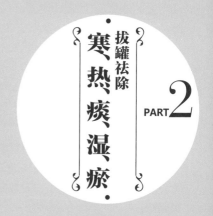

拔罐祛除
寒、热、痰、湿、瘀

PART**2**

我们每天都在奔波劳累，总会有一些寒邪湿毒侵袭身体，
日积月累，经络便不再通畅。
这就是中医所说的"痛则不通"的原理。
身体出现疼痛、红肿等一些不适的反应，
是经络被寒、热、痰、湿等毒素瘀堵在体内造成的，
要想使经络畅通，可以通过拔罐这一自然疗法
排出体内毒素，达到"通则不痛"的目的。

外寒入侵，十大穴位拔罐祛风散寒

⊙ 外寒、内寒皆伤人体

寒是冬季的主气，故寒病多见于冬天，但其他季节亦可见，外寒是导致人体发病的寒邪，伤于肌表为"伤寒"，直中脏腑为"中寒"，也可与他邪合并致病为风寒、寒湿等，内寒是脏腑阳气不足，主要是肾阳不足所致。阳气不足或为外寒所伤，不能发挥其温煦形体的作用，故见形寒肢冷，蜷卧，面色 白。阴寒内盛，津液不伤，所以口淡不渴。阳虚不能温化水液，以致痰、涎、涕、尿等排出物皆为澄澈清冷。寒邪伤脾，或脾阳久虚，则运化失司而见大便稀溏。阳虚不化，寒湿内生，则舌淡苔白而润滑。阳气虚弱，鼓动血脉运行之力不足，故脉迟；寒主收引，受寒则脉道收缩而拘急，故见紧脉。

⊙ 快速诊断体内是否有"寒"

1.面色发白、发青、发暗、发黑代表体内可能有寒。

2.舌苔发白，代表体内有寒湿。

3.舌润，口不渴，代表体内有寒。

4.口臭、舌苔发白，代表体内有寒。

5.痰液稀白，代表体内有寒。

6.流清鼻涕，代表体内有寒。

7.流出的汗是凉汗，代表体内有寒。

8.爱打喷嚏，特别是早上起来，遇风喷嚏不断，代表体内有寒。

9.感冒发热时感觉全身冷，代表体内有寒。

10.经常腹痛、腹泻，代表体内有寒。

11.脸上长痘和斑，代表体内有寒。

12.长湿疹、牛皮癣、白癜风，代表体内有寒。

13.手、脚长年冰冷，代表体内有寒。

14.脚踝浮肿，代表肾虚、肾寒。

15.四肢关节疼痛、颈肩酸痛、肩周炎、腰酸背痛等症状，代表体内有寒湿。疼痛部位越多，时间越长，则体内寒湿越重。

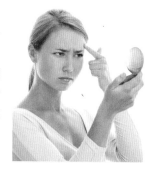

合谷

▶头面受寒寻合谷

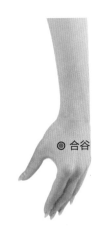

◎ 合谷

【穴位解析】合谷穴长于疏解面齿风邪，通调头面经络，是治疗风寒受阻及头面五官各种疾患之要穴；又为大肠经元气所输注之处，故可调节胃肠功能，治疗各种胃肠道疾患。

【功效主治】镇静止痛、通经活络。主治头痛、感冒、头晕、目赤肿痛、牙痛、面肿等。

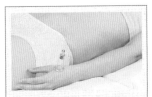

【拔罐方法】用拔罐器将气罐吸附在合谷穴上，以皮肤发紧为度。

定位

位于手背，第一、第二掌骨间，当第二掌骨桡侧的中点处。

【穴位解析】关元穴是任脉常用穴位之一，穴居丹田，为元气所藏之处，"为男子藏精，女子蓄血之处"。关元穴自古以来就是养生要穴，它用于治疗元气虚损病症、妇科病症和下焦病症等效果显著。

【功效主治】培元固本，降浊升清。主治遗精、阳痿、遗尿、荨麻疹、痛经、失眠、痢疾、脱肛等。

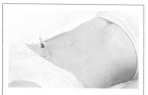

【拔罐方法】用拔罐器将气罐吸附在关元穴上，留罐10~15分钟，隔天1次。

关元
▶ 温补肾气之要穴

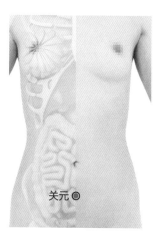

关元 ◉

定位

位于下腹部，前正中线上，当脐中下3寸。

肩井

▶ 肩颈受寒肩井治

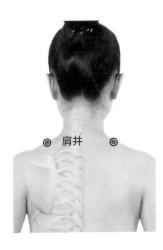

◎ 肩井

【穴位解析】肩井穴位于肩部，长时间的工作、用力不当、肩膀常受到寒冷侵袭等，都有可能会引起肩膀酸胀疼痛，甚至手臂都不能弯曲。刺激本穴能改善肩部血液循环，使僵硬的肩膀逐渐得到放松。

【功效主治】消肿止痛、祛风活络。主治肩部酸痛，肩周炎，上肢痹痛，高血压，脑卒中（中风），落枕等。

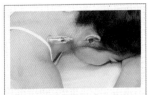

定位

位于肩上，前直乳中，当大椎与肩峰连线的中点上。

【拔罐方法】用拔罐器将气罐吸附在肩井穴上，以局部皮肤充血，并有少量瘀血被拔出为度。

【穴位解析】肩髃穴属手阳明大肠经，位于肩部三角肌上，并与阳跷脉相交会，故舒筋活络、通利关节的作用甚强，为治疗肩部疼痛及上肢痛、麻、凉、瘫诸疾要穴。多按摩肩髃穴，可以预防肩关节炎。

【功效主治】舒筋活络、理气止痛。主治肩臂痹痛、项强、肩周炎、上肢不遂、牙痛、风热、瘾疹等。

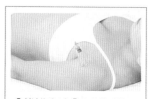

【拔罐方法】用拔罐器将气罐吸附在肩髃穴上，以有少量瘀血被拔出为度。

肩髃

▶ 上肢冷痛找肩髃

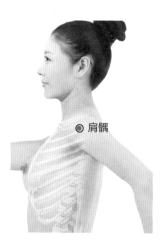

◉ 肩髃

定位

位于肩部三角肌上，臂外展或向前平伸时，当肩峰前下方凹陷处。

风门

▶ 风寒感冒拔风门

【穴位解析】风门又称风门热府。《针灸甲乙经》云"风眩头痛，鼻不利，时嚏，清涕自出，风门主之"，《会元针灸学》云"风门者，风所出入之门也"。风门具有宣肺解表、益气固表的功效。

【功效主治】宣通肺气、清热止痛。主治咳嗽、头痛、鼻塞、伤风等。

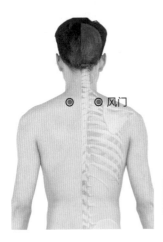

风门

定位

位于背部，当第二胸椎棘突下，旁开1.5寸。

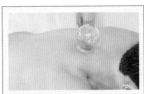

【拔罐方法】用火罐拔取风门穴，留罐5~10分钟，以有少量瘀血被拔出为度。

肺俞

▶ 肺部受寒肺俞解

【穴位解析】肺俞为足太阳膀胱经循行路线上位于背部的背俞穴之一，适用于治疗相应的脏腑病症及有关的组织器官病症，故肺俞穴是治疗肺脏疾病的要穴，除可用于治疗肺系疾患外，还善于治疗颈肩疼痛等局部病症。

【功效主治】主治咳嗽、气喘、咯血、骨蒸潮热、支气管炎、肺炎、肺结核、荨麻疹、皮肤瘙痒症等。

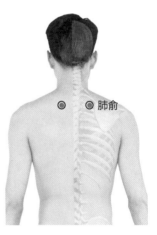

◎肺俞

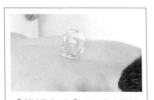

【拔罐方法】用火罐拔取肺俞穴，留罐5～10分钟，以有少量瘀血被拔出为度。

定位

位于背部，当第三胸椎棘突下，旁开1.5寸。

命门

▶ 腰背受寒拔命门

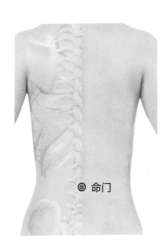

◎ 命门

【穴位解析】命门穴属督脉，位于腰部，腰为肾之府，且督脉起于胞中，贯脊属肾，故经常刺激本穴，不仅可以治疗腰骶痛及肾阳虚衰之下肢痿痹，还可以治疗遗精、阳痿、不孕、不育、月经不调等。

【功效主治】补肾壮阳、强健腰膝。主治腰痛、脊强反折、下肢痿痹、遗尿、尿频、手足逆冷等。

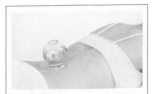

定位

位于腰部，当后正中线上，第二腰椎棘突下凹陷中。

【拔罐方法】用火罐拔取命门穴，留罐10～15分钟，以局部皮肤有抽紧感为度。

【穴位解析】 犊鼻穴位于膝部。膝盖是人体薄弱部位，最容易受风寒侵袭。风湿、类风湿关节炎、膝骨性关节炎、外伤等各种膝关节痛患者经常刺激犊鼻穴，能祛风散寒，缓解疼痛。

【功效主治】 理气和胃、通经活络。主治胃痉挛、膝关节痛、腹胀、腹痛、腹泻。

犊鼻

▶ 膝盖受寒找犊鼻

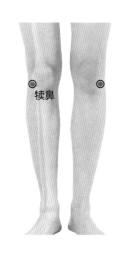

犊鼻

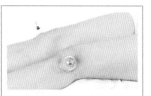

【拔罐方法】 用拔罐器将气罐吸附在犊鼻穴上，留罐10～15分钟，以有抽紧感为度。

定位

位于大腿前面，当髂前上棘与髌底外侧端的连线上，髌底上2寸。

足三里

▶ 身体暖和不怕衰老

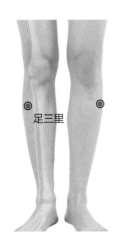

足三里

【穴位解析】足三里穴是胃经的主要穴位之一。中医有"合治内腑"之说，凡六腑之病皆可用之。足三里穴是所有穴位中最具养生保健价值的穴位之一，经常拔罐，使身体温暖，可延缓衰老。

【功效主治】生发胃气，燥化脾湿。主治消化不良、呕吐、腹胀、肠鸣。

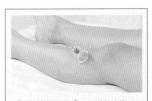

定位

位于小腿前外侧，当犊鼻下3寸，距胫骨前缘一横指（中指）。

【拔罐方法】用拔罐器将气罐吸附在足三里穴上，留罐10～15分钟，以有抽紧感为度。

【穴位解析】涌泉穴是在人体足底的穴位，为全身俞穴的最下部，乃是肾经的首穴。《黄帝内经》中说："肾出于涌泉，涌泉者足心也。"所以，涌泉穴在人体养生、防病、治病、保健等各个方面均有重要作用。

【功效主治】利咽、清头目。主治头晕、小便不利、失眠、昏厥、癫痫、休克。

涌泉

▶ 祛风散寒身体好

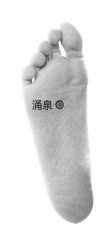

涌泉 ◎

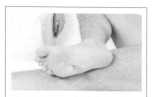

【拔罐方法】用拔罐器将气罐吸附在涌泉穴上，留罐10～15分钟，以有抽紧感为度。

定位

位于足底部，蜷足时足前部凹陷处。

"热"毒侵袭，十大穴位拔罐散热排毒

热证是感受阳热之邪（如风邪、热邪、火邪等）或阳盛阴虚、脏腑阳气亢盛和阴液亏损、功能活动亢进所表现的证候。一般身体某些地方低热、干燥，或者局部异常出汗，这也是体内经络不通，热气不能通过正常渠道散发出去的缘故。除了外邪引起的红、肿、热、痛与发热所在的经络不通有关，低热可能来自相连的经络。气血在体内运行周而复始，如果此路不通，它就会从临近的经络那里寻找突破口，首先容易影响的就是具有表里关系或者子母关系的经络，使该经络发热。比如头部低热，不一定全是膀胱经的问题，而可能是与它相表里的肾经气血不足或者不畅造成的。

热证的主要表现为：脉象细而数，尿色赤黄、浑稠而浊，舌苔苍白，红色风疹密密生出，体温不稳，黄昏时发热，哈欠多，懒散，口苦，头痛，小腿肚与关节疼痛，恶寒喜暖，心烦多梦，不思饮食。

湿热体质者一般肢体沉重、发热，多在午后明显，并不因出汗而减轻。具体表现因湿热所在不同的部位而有差别：在皮肉则为湿疹或疔疮；在关节筋脉则局部肿痛。但通常所说的湿热多指湿热深入脏腑，特别是脾胃的湿热，可见脘闷腹满，恶心厌食，便溏稀，尿短赤，脉濡数；其他如肝胆湿热表现为肝区胀痛，口苦食欲差，或身目发黄，或发热怕冷交替，脉弦数；膀胱湿热见尿频、尿急，涩少而痛，色黄浊；大肠湿热见腹痛、腹泻，甚至里急后重，泻下脓血便，肛门灼热、口渴。

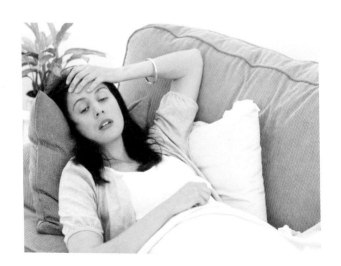

大椎

▶ 祛风散热

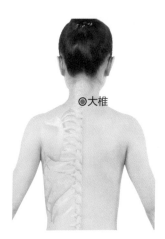

◎大椎

【穴位解析】大椎穴是手足三阳及督脉之会，被誉为"万能的大椎穴"，有疏通经络之功效。经常刺激此穴，祛风散热，治疗肩背痛、腰肌僵硬、颈项强直、颈椎疼痛等。

【功效主治】祛风散寒、截疟止痛。主治风疹、热病、呃逆、颈椎疼痛、骨蒸潮热、五劳虚损。

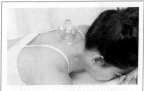

定位

位于后正中线上，当第七颈椎棘突下凹陷中。

【拔罐方法】将火罐扣在大椎穴上，留罐10～15分钟，以皮肤潮红为度。

尺泽

▶ 清肺热，平咳喘

【穴位解析】尺泽穴，别名鬼受、鬼堂，属手太阴肺经，有清肺热、平咳喘的功效，主治咳嗽、气喘、咯血、胸部烦满、咽喉肿痛、肘臂挛痛等，是治疗呼吸系统疾病的常用穴位。

【功效主治】清肺热、平喘咳。主治气管炎、咳嗽、咳喘、心烦等。

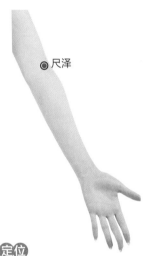

◎尺泽

【拔罐方法】用拔罐器将气罐吸附在尺泽穴上，以有少量瘀血被拔出为度。

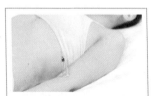

定位

位于肘横纹中，肱二头肌腱桡侧凹陷处。

曲泽

▶ 清心火，消暑解毒

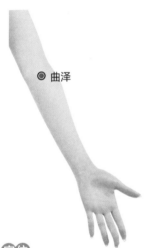

◉ 曲泽

【穴位解析】曲泽为手厥阴心包经之合穴，《铜人腧穴针灸图经》："治心痛，善惊心热，烦渴口干，逆气呕血，风疹，臂肘手腕善动摇。"与相应的穴位配伍使用，可治疗热病、肠胃病等。

【功效主治】清暑泻热、清热解毒。主治心悸、心痛、烦躁。

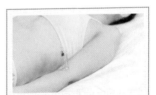

位于肘横纹中，当肱二头肌腱的尺侧缘。

【拔罐方法】用拔罐器将气罐吸附在尺泽穴上，以有少量瘀血被拔出为度。

曲池

▶ 清胃肠热毒

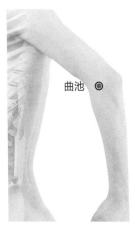

曲池 ◉

【穴位解析】曲池穴乃经气运行之大关，能通上达下，通里达表，既可清在外之风热，又能泻在内之火邪，是表里双清之要穴。经常刺激曲池穴有清热合营的功效，可治疗胃肠热毒，缓解以内热引起的各种病症。

【功效主治】清热和营、降逆活络。主治肩臂肘疼痛、咽喉肿痛、便秘、头痛、发热。

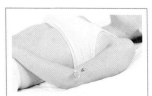

【拔罐方法】用拔罐器将气罐吸附在曲池穴上，以有少量瘀血被拔出为度。

定位

位于肘横纹外侧端，屈肘，当尺泽与肱骨外上髁连线中点。

支沟

▶ 宣泄三焦之火

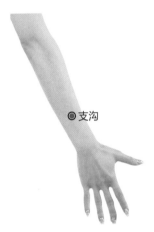

●支沟

定位

位于前臂背侧，当阳池与肘尖的连线上，腕背横纹上3寸，尺骨与桡骨之间。

【穴位解析】支沟穴是手少阳三焦经的常用腧穴之一，便秘多因大肠的传导功能失常所致，并与脾胃及肾脏有关。刺激该穴能宣通三焦气机，通调水道，使三焦腑气得通。当肠腑自调，便秘得愈，一身轻松如燕。

【功效主治】清利三焦、通利肠腑。主治偏头痛、耳鸣、耳聋、热病。

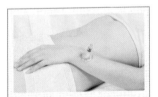

【拔罐方法】用拔罐器将气罐吸附在支沟穴上，以被拔罐部位充血为度。

【穴位解析】外关穴为手少阳三焦经的络穴，八脉交会穴通于阳维脉。故本穴联络气血，补阳益气之力甚强。经常刺激本穴，有活血通络、清热止痛的作用，对因体内热毒引起的各种症状有良好的疗效。

【功效主治】祛火通络。主治便秘、头痛、耳鸣、耳聋等。

外关

▶ 清肺、胃、肠之热

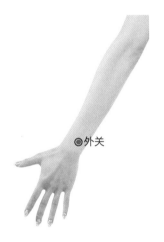

◉外关

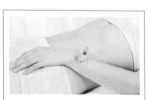

【拔罐方法】用拔罐器将气罐吸附在外关穴上，以有少量瘀血被拔出为度。

定位

位于前臂背侧，当阳池与肘尖的连线上，腕背横纹上2寸，尺骨与桡骨之间。

阳陵泉

▶ 清肝胆热毒

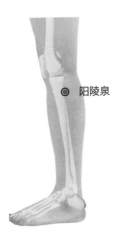

◎ 阳陵泉

【穴位解析】阳陵泉，属足少阳胆经，又称筋会、阳陵、阳之陵泉，是足少阳之脉所入为合的合穴，为筋之会穴，有通筋活络之效。临床上常用阳陵泉穴和相应穴位搭配，治疗瘀血、肝郁、湿热等引起的胁痛。

【功效主治】疏肝解郁、强健腰膝。主治下肢痿痹、膝关节炎、小儿惊风、半身不遂。

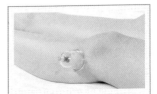

【拔罐方法】用拔罐器将气罐吸附在阳陵泉穴上，留罐10～15分钟，以有抽紧感为度。

定位

位于小腿外侧，当腓骨小头前下方的凹陷中。

太冲

▶ 清肝火，解肝郁

【穴位解析】太冲穴为足厥阴肝经上的重要穴道之一，为肝经之原穴。肝为"将军之官"，主怒，肝火旺盛得不到发泄，易灼伤阴液。刺激该穴可疏肝理气、通腑泄热，使人心平气和，养护肝脏、肠腑，远离内热的困扰。

【功效主治】疏肝养血、清利下焦。主治头晕、眩晕、遗尿、月经不调。

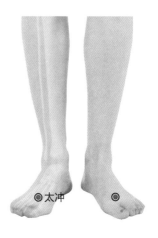

◉太冲

【拔罐方法】用拔罐器将气罐吸附在太冲穴上，以有少量瘀血被拔出为度。

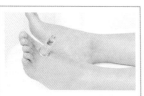

定位

位于足背侧，当第一跖骨间隙的后方凹陷处。

照海

▶ 滋肾水增液润肠

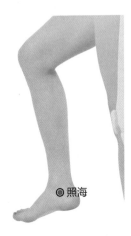

◎ 照海

定位

位于足内侧，内踝尖下方凹陷处。

【穴位解析】照海穴是足少阴肾经的常用腧穴之一，《千金要方》里称此穴为"漏阴"，意指肾经经水在此蒸发、漏失，故刺激照海穴能滋肾清热、通调三焦、濡润大肠，改善肠燥津枯的现象，促进排便。

【功效主治】滋阴清热、调经止痛。主治目赤肿痛、赤白带下、痛经、月经不调。

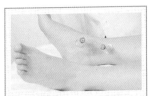

【拔罐方法】用拔罐器将气罐吸附在照海穴上，以有少量瘀血被拔出为度。

内庭

▶ 泄热祛火，理气止痛

【穴位解析】 内庭穴属足阳明胃经，善于清胃泻火、通肠化滞，是热证、上火的克星。胃火过旺，灼伤津液，肠胃津液不足，肠燥失润，则大便干结难排。刺激内庭穴可有效缓解热性便秘。

【功效主治】 泻火、理气止痛。主治口臭、胃热上冲、腹胀满、小便出血、耳鸣。

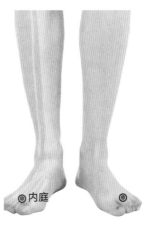

◎内庭

【拔罐方法】 用拔罐器将气罐吸附在内庭穴上，以有少量瘀血被拔出为度。

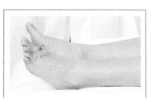

定位

位于足背，当第二、第三趾间，趾蹼缘后方赤白肉际处。

身体黏腻湿气重，十一大穴位拔罐祛"痰湿"

⊙ 认识痰湿，自我诊断

痰湿是指人的体质的一种症状，又称迟冷质，多由饮食不当或疾病困扰而导致。这里的"痰"并非只指一般概念中的痰，而是指人体津液的异常积留，是病理性的产物；"湿"分为内湿和外湿，外湿指空气潮湿、环境潮湿，如淋雨、居处潮湿等，外在湿气会侵犯人体而致病；内湿是指消化系统运作失宜，对水在体内的流动失控以致津液停聚，或因饮食水分过多，或因饮酒、乳酪、生冷饮料，而使体内津液停聚而形成内湿。此种体质者多伴有脾胃功能失调、内分泌失调等。

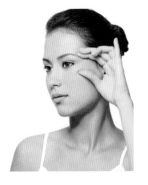

⊙ 快速诊断体内是否有"痰湿"

1.体形面色 体形肥

胖，腹部肥满而松软，四肢浮肿，按之凹陷，性格比较温和，面部皮肤油脂较多，面色淡黄而暗，眼泡微浮，容易困倦，面少血色，白中常发青，且少光泽。

2.舌头　舌体胖大，苔滑腻，舌苔白腻或甜，舌边常有齿印成排。

3.口手和脚　口中黏腻，口唇色淡，很少感觉口渴，不想喝水，容易出汗，汗出后皮肤多凉，头身重困，关节疼痛重着、肌肤麻木，易出现耳鸣，年过60岁者中耳聋者多见。

4.感觉及睡眠　身体好蜷缩，手足冰凉，胸闷，痰多，容易困倦，有关节酸痛、肌肤麻木、肠胃不适。

5.脉象　脉濡而滑。

6.喜好　懒动、嗜睡、身重如裹，喜食肥甘甜黏，夏天好过，冬天难熬。

7.大小便　大便次数多，不成形，尤其是早晨大便急，一泻为快；小便次数频繁，一夜三四次，尿量多且色清如水。

水分

▶ 利尿涩肠泌清浊

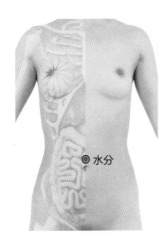

◎ 水分

【穴位解析】水，地部水液也。分，分开也。该穴名意指任脉的冷降水液在此分流。该穴为任脉上的重要穴位之一。水分穴具有通调水道、理气止痛的功效，经常刺激此穴，可以去除体内湿气，利水消肿。

【功效主治】理气止痛。主治反胃、胃下垂、腹胀、腹痛、胃炎。

定位

位于上腹部，前正中线上，当脐中上1寸。

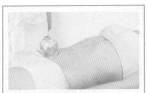

【拔罐方法】将火罐扣在水分穴上，留罐10分钟，以局部皮肤出现瘀痕为度。

【穴位解析】天枢穴，是手阳明大肠经募穴，恰为人身之中点，如天地交合之际，升降清浊之枢纽。大肠功能出现问题，天枢穴处有痛感。刺激天枢穴可改善胃肠功能，消除或缓解肠道功能失常而导致的各种症状。

【功效主治】调理胃肠、消炎止泻。主治便秘、消化不良、腹泻、痢疾。

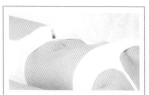

【拔罐方法】用拔罐器将气罐吸附在天枢穴上，以局部皮肤有抽紧感为度。

天枢

▶ 调理肠胃利水湿

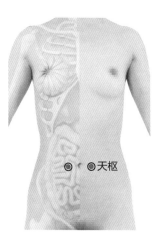

◎● ◎天枢

定位

位于腹中部，距脐中2寸。

水道

▶ 利尿通淋，调经止痛

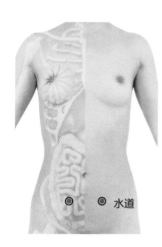

● 水道

【穴位解析】 水道穴属足阳明胃经，穴位深部相当于小肠，并靠近膀胱善清利下焦，用于治疗各种水液代谢病症。湿困胃肠，则腹胀满，不欲饮食，大便不爽，时欲解而不出，小便不利，头身重痛。刺激本穴可有效改善二便。

【功效主治】 利尿通淋、调经止痛。主治小便不利、痛经、腹胀痛不适。

定位

位于下腹部，当脐中下3寸，距前正中线2寸。

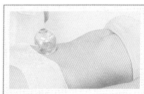

【拔罐方法】 将火罐扣在水道穴上，留罐15分钟，以局部皮肤出现痧痕为度。

【穴位解析】肺俞穴属足太阳膀胱经,为肺之背俞穴。"湿邪之为病,上焦与肺合",湿邪停聚于肺而成痰湿;肺主行水,肺失宣降则可出现水液输布和排泄障碍,如痰饮、水肿等。肺俞穴能调补肺气,增强肺的功能,宣肺化痰。

【功效主治】调补肺气、理气化痰。主治肩背疼痛、胸闷、咳嗽、气喘。

肺俞

▶ 调补肺气,理气化痰

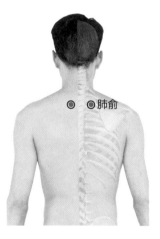

◎ ◎肺俞

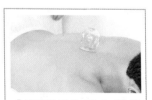

【拔罐方法】用火罐拔取肺俞穴,留罐5～10分钟,以局部皮肤出现痧痕为度。

定位

位于背部,当第三胸椎棘突下,旁开1.5寸。

志室

▶ 补肾利湿强腰肾

【穴位解析】志室穴是足太阳膀胱经的常用腧穴之一，位于肾俞旁，是肾气潜藏的穴位，有补肾强腰的作用。经常刺激志室穴，能强腰利水湿，对肾虚腰痛具有很好的疗效。

【功效主治】补肾、利湿、强腰肾。主治阳痿、遗精、腹痛、小便不利、水肿。

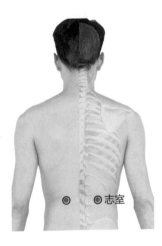

◎　◎志室

定位

位于腰部，当第二腰椎棘突下，旁开3寸。

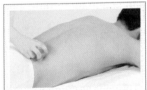

【拔罐方法】用闪罐法拔取志室穴5～10分钟，以局部皮肤出现痧痕为度。

脾俞

▶ 健脾祛湿调肠胃

【穴位解析】脾俞穴属足太阳膀胱经，内应脾脏，为脾经经气传输之处，善利脾脏水湿。刺激该穴可增强脾脏的运化功能，促进消化吸收，增强胃肠动力，促进胃肠蠕动，还善于治疗因消化功能减弱而致的便秘。

【功效主治】健脾和胃、利湿升清。主治腹胀、腹痛、呕吐、泄泻、胃寒证。

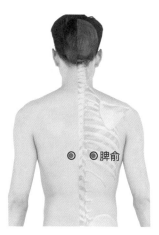

●脾俞

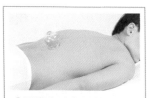

【拔罐方法】用火罐拔取脾俞穴，留罐5～10分钟，以局部皮肤出现瘀痕为度。

定位

位于背部，当第十一胸椎棘突下，旁开1.5寸。

膀胱俞

▶ 利尿通淋祛水湿

【穴位解析】膀胱俞穴是足太阳膀胱经的常用腧穴之一，尿道疾病多由于肺、脾、肾和膀胱功能失调所致，长期不愈影响身心健康，应及早治疗。经常刺激膀胱俞穴有利于膀胱的保养，能有效通调小便，祛除水湿。

【功效主治】清热、利尿、祛湿浊。主治泄泻、便秘、遗尿。

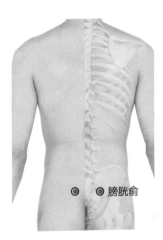

◉ ◉ 膀胱俞

定位

位于骶部，当骶正中嵴旁1.5寸，平第二骶后孔。

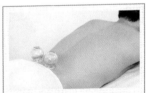

【拔罐方法】用火罐拔取膀胱俞穴，留罐5～10分钟，以有抽紧感为度，隔天1次。

【穴位解析】阴陵泉穴属足太阴脾经，为脾经之合穴，善于调节脾肾的功能。脾主运化水湿，肾为水脏，主津液，它们在调节体内水液平衡方面起着极为重要的作用。刺激本穴可健脾肾、利水湿、降血脂。

【功效主治】清脾理热、宣泄水液。主治各种脾胃病、小便不利、痛经、水肿。

阴陵泉
▶ 健脾利湿清下焦

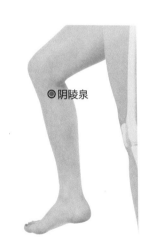
◎阴陵泉

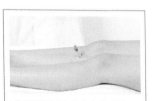

【拔罐方法】用拔罐器将气罐吸附在阴陵泉穴上，留罐5～10分钟，以有抽紧感为度。

定位
位于小腿内侧，胫骨内侧髁下方与胫骨内侧缘之间的凹陷处。

丰隆

▶ 除湿化痰特效穴

【穴位解析】《灵枢·经脉》中有关于丰隆穴的记载，它被认为是治痰的要穴，刺激该穴能改善脾脏功能，调理人体的津液输布，使水有所化，痰无所聚，有助于祛除堆积在体内的代谢废物。

【功效主治】健脾祛湿、化痰。主治咳嗽、痰多、胸闷。

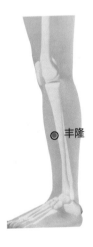

◎ 丰隆

定位

位于小腿前外侧，当外踝尖上8寸，距胫骨前缘二横指（中指）。

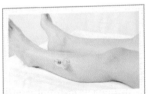

【拔罐方法】用拔罐器将气罐吸附在丰隆穴上，留罐5～10分钟，有抽紧感为度。

公孙

▶ 健脾利湿治肠胃

【穴位解析】《甲乙经》："凡好叹息，不嗜食，多寒热，汗出，病至则善呕，呕已乃衰，即取公孙及井俞。"可知该穴为治疗肠胃症状的良穴。适当刺激该穴可以有健脾利湿的功效，能治疗肠胃疾病。

【功效主治】健脾化湿、和胃止痛。主治腹痛、呕吐、水肿、胃痛。

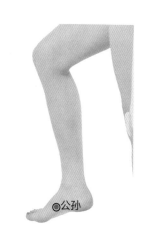

◉公孙

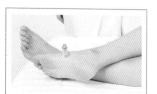

【拔罐方法】用拔罐器将气罐吸附在公孙穴上，留罐5～10分钟，注意吸附力度。

定位

位于足内侧缘，当第一跖骨基底的前下方。

解溪

▶ 清胃化痰安心神

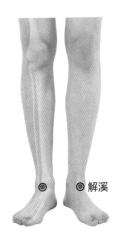

◉ ◉ 解溪

【穴位解析】解溪穴在距小腿关节（踝关节）前陷中，属足阳明胃经，是治疗范围较广的穴位之一，有强健经筋、清胃化痰的作用。经常刺激本穴，不仅能够治疗运动系统病症，对于哮喘、呕吐等也有较好的疗效。

【功效主治】清胃化痰、镇惊安神。主治头痛、癫痫、精神病、胃炎、肠炎。

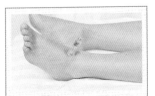

【拔罐方法】用拔罐器将气罐吸附在两侧解溪穴上，留罐10分钟，以感觉有抽紧感为度。

定位

位于足背与小腿交界处的横纹中央凹陷中，在长伸肌腱与趾长伸肌腱之间。

"瘀"阻经络，十二大穴位拔罐散结消瘀

⊙ 祛除瘀滞神清气爽

《黄帝内经》说："寒伤形，热伤气。"阴虚内热，气被伤。气不足，所以血行缓慢而在局部血管里形成淤积。血瘀是指中医辨证中的一种证型。血瘀即血液运行不畅，有瘀血。血瘀证可见于很多种疾病，一般而论，凡离开经脉之血不能及时消散而瘀滞于某一处，或血流不畅，运行受阻，淤积于经脉或器官之内呈凝滞状态，都称为血瘀。

⊙ 血瘀常见表现症状

血瘀体质表现为全身性的血液流畅不通，多见形体消瘦、皮肤干燥、表情抑郁或呆板、面部肌肉不灵活等，而且还会因为肝气不舒展，而心烦易怒。因此，许多血瘀症初期时会出现一些症状如：

疼痛："不通则痛"是大家耳熟能详的一句话，血液无法流通，淤积于某处则会引起疼痛，像是女性的痛

经、子宫肌瘤、经血过多；心肌梗死时引起胸闷痛；肌肉缺氧造成乳酸堆积，引起酸痛；关节疼痛、头痛等。

瘀青：血液循环差，组织缺氧，会呈现暗紫色。中医常利用舌诊或观察皮肤的颜色来评估血瘀的程度，颜色越青紫，表示血瘀越严重。月经色黑有血块，也是典型的血瘀症状。

肌肉紧绷：血液长时间停滞的话，肌肉就会紧绷，容易产生结节，疲劳与酸痛。如现代人常见肩膀僵硬。

手脚冰冷：血液瘀阻，无法抵达周边组织，手脚的温度会下降，不论冬夏手脚都容易冰冷。

肢体麻木：四肢感觉较为迟钝，受到压迫时，容易感觉麻木。

痴呆、健忘：痴呆健忘的病人，脑部血液循环也比较差。

肿瘤：肿瘤在中医看来，也是一种瘀阻，从而产生肿块。

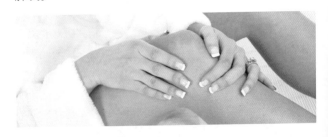

膻中

▶ 行气活血止胸痛

【穴位解析】膻中属任脉，为心包之募穴，八会穴之气会。刺激膻中穴能通畅上焦之气机，通达经络，理气散瘀，一切气病皆可选用。配伍合谷穴、太冲穴、血海穴，对于气滞血瘀引起的胸痛有很好的疗效。

【功效主治】活血通络、清肺宽胸。主治呼吸困难、心悸、心绞痛、胸痛。

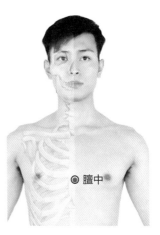

◉ 膻中

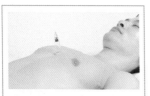

【拔罐方法】用拔罐器将气罐吸附在膻中穴上，留罐10～15分钟。

定位

位于胸部，当前正中线上，平第四肋间，两乳头连线的中点。

期门

▶ 疏肝利胆，理气活血

【穴位解析】期门是肝经上的气血汇聚点，它最大的一个作用就是消除疼痛。拔通了期门，就是疏通了肝经，有疏肝养血，解除胸闷、惊悸的作用。所以经常刺激期门穴，能疏通体内瘀血，使经络畅通无阻。

【功效主治】疏肝健脾、理气活血。主治胸胁痛、吞酸、呕吐。

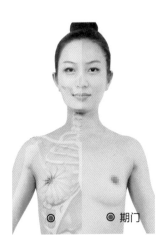

◎ 期门

定位

位于胸部，当乳头直下，第六肋间隙，前正中线旁开4寸。

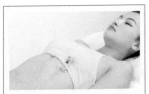

【拔罐方法】用拔罐器将气罐吸附在两侧期门穴上，留罐10分钟，以感觉有抽紧感为度。

【穴位解析】日月穴为人体足少阳胆经之募穴，是治疗胆囊炎的特效穴，经常刺激，可以防止肌肉老化，常与背俞穴配合使用，能疏肝利胆，降逆和胃。

日月

▶ 疏肝利胆，降逆和胃

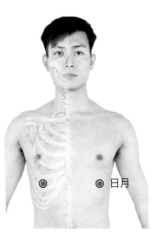

◎ 日月

【功效主治】利胆疏肝、降逆和胃。主治胸胁痛、胃痛、呕吐、肝炎。

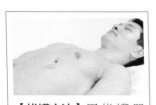

【拔罐方法】用拔罐器将气罐吸附在日月穴上，留罐10～15分钟，以感觉有抽紧感为度。

定位

位于上腹部，当乳头直下，第七肋间隙，前正中线旁开4寸。

归来

▶ 活血化瘀治痛经

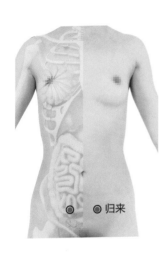

◎ ◎ 归来

【穴位解析】《铜人腧穴针灸图经》中说："归来可治妇人血脏积冷，有调经种子的功能。故可待夫君归来而有子也。"归来穴是治疗女子痛经、不孕等的要穴，可以通调阳明经经气，使体内气血旺盛。

【功效主治】调经止带、活血化瘀。主治疝气、月经不调、腹痛。

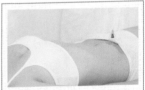

定位

位于下腹部，当脐中下4寸，距前正中线2寸。

【拔罐方法】用拔罐器将气罐吸附在两侧归来穴上，留罐10分钟，以感觉有抽紧感为度。

【穴位解析】天宗穴是手太阳小肠经常用腧穴之一，位于肩胛区。刺激此穴会产生强烈的酸胀感，可以放松整个颈项、肩部的肌肉，使疼痛感明显减轻，或使肩颈部活动自如。

天宗

▶ 活血通络祛瘀阻

【功效主治】活血通络、消炎止痛。主治肩背疼痛、肩胛痛、咳喘。

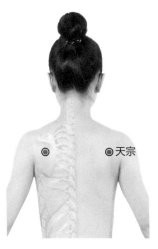

◉天宗

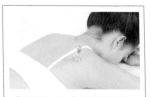

【拔罐方法】用拔罐器将气罐吸附在天宗穴上，留罐5～10分钟，以有抽紧感为度。

定位

位于肩胛部，当冈下窝中央凹陷处，与第四胸椎相平。

心俞

▶ 通络安神疗心痛

【穴位解析】心俞穴属于足太阳膀胱经，为足太阳膀胱经循行路线上位于背部的背俞穴之一。主治心与神志病变，咳嗽、吐血等症，对于心肾阳虚型哮喘、变应性鼻炎（过敏性鼻炎），有补益心气、振奋元阳的作用。

【功效主治】宽胸理气、通络安神。主治心痛、心悸、失眠、健忘。

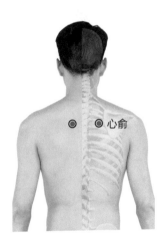

◎ 心俞

定位

位于背部，当第五胸椎棘突下，旁开1.5寸。

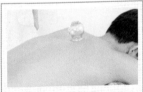

【拔罐方法】用火罐拔取心俞穴，留罐5～10分钟，以皮肤出现罐印为度。

【穴位解析】膈俞出自于《灵枢》，属足太阳膀胱经，为八会穴之血会。具有活血化瘀、通经活络的功效。配伍合谷穴、太冲穴等穴位，治疗气滞血瘀、经络不通引起的头痛。

【功效主治】养血和营。主治鼻出血、牙龈出血、吐血等各种血证。

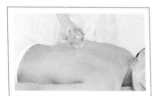

【拔罐方法】用闪罐法拔取膈俞穴，至被拔罐部位潮红发热为度，隔天1次。

膈俞

▶ 调畅气血化瘀阻

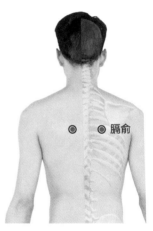

● 膈俞

定位

位于背部，当第七胸椎棘突下，旁开1.5寸。

肝俞

▶ 疏肝利胆祛瘀阻

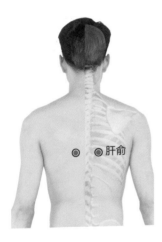

◎ ◎ 肝俞

【穴位解析】肝俞，出自于《灵枢·背俞》。属足太阳膀胱经，为肝之背俞穴。肝俞穴历来被视为肝脏的保健要穴。经常刺激肝俞穴可起到调肝护肝的作用。肝胆相照，肝功能正常运行，血气充足，也有助于胆的健康。

【功效主治】疏肝利胆、降火止痉。主治咳嗽、口苦、眼疾。

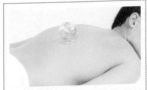

定位

位于背部，当第九胸椎棘突下，旁开1.5寸。

【拔罐方法】用火罐拔取肝俞穴，留罐5～10分钟，以皮肤出现罐印为度。

【穴位解析】肾俞穴为肾之府，故腰痛与肾的关系最为密切。肾俞穴具有培补肾元、强健腰膝的作用。肾藏精，精血是生命的根本，刺激肾俞穴，能促进肾脏的血流量，改善腰部的血液循环，达到强肾护腰的目的。

肾俞

▶ 益肾，调节生殖功能

【功效主治】益肾助阳、调节生殖功能。主治小便不利、水肿、月经不调、阳痿、遗精、腰膝酸软。

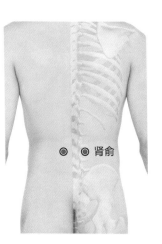

肾俞

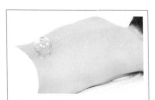

【拔罐方法】用火罐拔取肾俞穴，留罐5~10分钟，以皮肤出现罐印为度。

定位

位于腰部，当第二腰椎棘突下，旁开1.5寸。

血海

▶ 健脾活血除雀斑

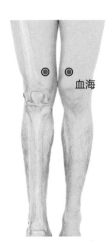

血海

【穴位解析】血海穴位于股前区，有健脾养血、活血化瘀的作用。当身体气血不通时，双下肢就容易出现胀痛，经常刺激本穴，可以活血美颜，消除胀痛感，还能消除女性脸上的雀斑，让容颜重新焕发光彩。

【功效主治】健脾化湿、调经统血。主治崩漏、痛经、湿疹、膝痛、月经不调。

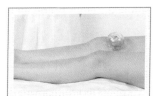

定位

屈膝，位于大腿内侧，髌底内侧端上2寸，股四头肌内侧头隆起处。

【拔罐方法】将火罐扣在血海穴上，以局部皮肤充血为度。

委中

▶ 活血祛瘀腰背不再痛

【穴位解析】"腰背委中求",即表示对于腰背部疾病治疗,委中穴具有不可忽视的地位。体力劳动和久坐之人,腰背部常出现酸痛的情况。委中穴可舒筋通络、散瘀活血、清热解毒,刺激委中穴可以治疗腰背疼痛。

【功效主治】舒经活络、凉血解毒。主治头痛、恶风寒、小便不利、腰背疼、遗尿。

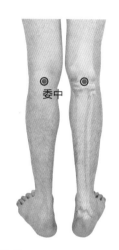

委中

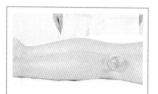

【拔罐方法】用拔罐器将气罐吸附在委中穴上,留罐15分钟,以被拔罐部位充血为度。

定位

位于腘横纹中点,股二头肌腱与半腱肌肌腱的中间。

三阴交

▶ 行气活血止痛经

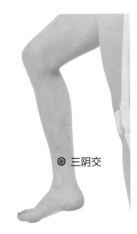

◉ 三阴交

定位

位于小腿内侧，足内踝尖上3寸，胫骨内侧缘后方。

【穴位解析】三阴交穴属足太阴脾经，十总穴之一。经常刺激三阴交穴，可以治疗全身多种不适与病症，尤其对妇科病症有良好的治疗效果，亦有安神之效，可帮助睡眠，是让女性青春永驻的首选穴位。

【功效主治】健脾胃、益肝肾、调经带。主治月经不调、痛经、腹痛、泄泻、水肿、疝气。

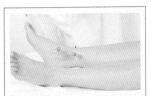

【拔罐方法】用拔罐器将气罐吸附在三阴交穴上，留罐5~10分钟，以充血为度。

PART 3

「罐」通体健，
快速拔走小病痛

人难免会被各种小病小痛所困扰，
有时候天气变化、饮食不注意、不良的生活习惯
导致疾病找上门的时候，不一定要去医院，
自己在家拔罐，就能将某些疾病拒之门外。
本章列举了一些日常生活中常见疾病的拔罐疗法，
帮助您恢复健康的身体，继续精彩的人生。

感冒 ▶鼻塞流涕打喷嚏

感冒，中医又称"伤风"，是一种由多种病毒引起的呼吸道常见病。临床上一般将感冒分为风寒感冒和风热感冒。

【选穴分析】感冒是由伤风引发的，有风寒、风热之分，因此治疗感冒首要的是祛风解表。风门为风所出入之门，有宣肺解表的功效，是临床祛风的常用穴；大椎能祛风散热；肺俞能止咳化痰；委中可以疏经通络、增强体质。诸穴配伍，可祛风解表，治疗感冒。

穴位定位

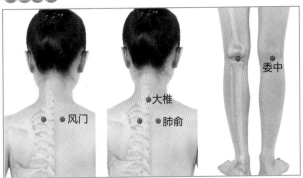

委中

大椎

风门

肺俞

拔罐方法

1 拔取▶ **大椎**

将火罐扣在大椎上，留罐15分钟，以局部皮肤充血为度。

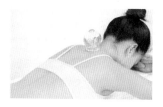

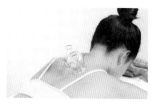

2 拔取▶ **风门**

将火罐扣在风门上，留罐15分钟，以皮肤出现罐印为度。

3 拔取▶ **肺俞**

将火罐扣在肺俞上，留罐15分钟，以局部皮肤潮红发热为度。

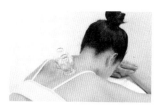

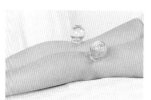

4 拔取▶ **委中**

将火罐扣在委中上，留罐15分钟，以皮肤充血为度。

发热 ▶ 拔罐降热有妙招

发热是指体温高出正常标准。中医认为，发热分外感发热和内伤发热。西医认为常见的发热是由细菌、病毒、真菌等引起的。

【选穴分析】大椎有"阳脉之海"之称，可清脑宁神，调节大脑功能，还具有良好的消炎、退热、解痉等作用；曲池可以清热降火；太阳有清肝明目、通络止痛的功效。诸穴配伍拔罐，可退热消炎、疏经通络，缓解发热带来的不适症状。

穴位定位

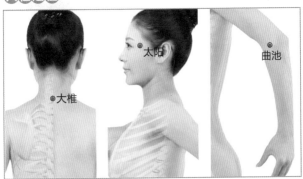

太阳

曲池

大椎

—— 拔罐方法 ——

1 拔取▸ 大椎

将点燃的棉球伸入罐内旋转一圈马上抽出，然后迅速将火罐扣在大椎上，留罐15分钟。

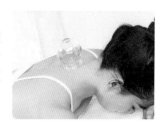

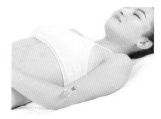

2 拔取▸ 太阳

用拔罐器将气罐吸附在太阳上，留罐10～15分钟，对侧以同样的方法操作。

3 拔取▸ 曲池

用拔罐器将气罐吸附在曲池上，留罐10～15分钟，对侧以同样的方法操作。

中暑 ▶ 发热烦渴四肢无力

中暑指长时间在高温和热辐射的作用下，机体出现的体温调节障碍，水、电解质代谢紊乱及神经系统与循环系统障碍的急性疾病。

【选穴分析】中医认为脾胃虚弱、痰湿内生是导致中暑的主要内因，感受暑湿邪气是外因，大椎有疏风解表的功效，拔罐能祛除体内风邪；委中有舒筋通络、祛除风湿的作用；曲池和外关都有活血通络、祛热清毒的功效。诸穴配伍拔罐，能有效缓解中暑引发的各种症状。

穴位定位

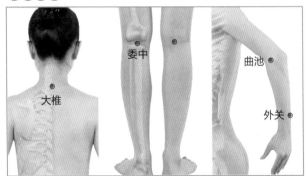

委中

大椎

曲池

外关

拔罐方法

1 拔取▶ 大椎

将火罐扣在大椎上，留罐10分钟，以局部皮肤泛红充血为度。

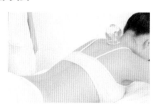

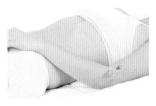

2 拔取▶ 委中

将气罐吸附在委中上，留罐10分钟，以局部皮肤潮红为度。

3 拔取▶ 曲池

将气罐吸附在曲池上，留罐10分钟，以局部皮肤泛红充血为度。

4 拔取▶ 外关

将气罐吸附在外关上，留罐15分钟，以局部皮肤潮红为度。

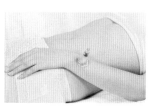

咳嗽 ▶ 咽喉痒痛咳难忍

中医认为咳嗽是因外感六淫，影响于肺所致的有声有痰之症。无论是外感还是内伤咳嗽，皆是肺气上逆、不得宣降所致。

【选穴分析】治疗咳嗽，首选肺俞、风门这2个与肺关系密切的穴位，此二穴能清降肺气、止咳平喘；外关有散风解表、利胁镇痛的作用，对于感冒、咳嗽引起的头痛、咽喉肿痛有较好的疗效；身柱有理肺气、补虚损、宁神志的作用，对呼吸系统的哮喘、感冒、肺炎都有防治作用。

穴位定位

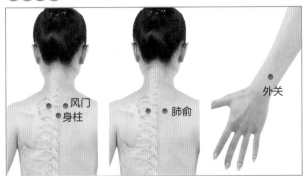

—— 拔罐方法 ——

1 拔取▶ **风门**
将火罐扣在风门上，留罐15分钟，以充血为度。

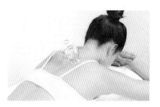

2 拔取▶ **肺俞**
将火罐扣在肺俞上，留罐15分钟，以皮肤潮红为度。

3 拔取▶ **身柱**
将火罐扣在身柱上，留罐15分钟，以皮肤泛红为度。

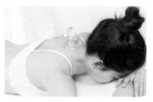

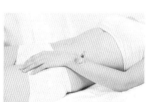

4 拔取▶ **外关**
用拔罐器将气罐吸附在外关上，留罐15分钟，以感觉有抽紧感为度。

胸闷 ▶ 自觉憋闷呼吸困难

胸闷是一种主观上自觉胸部憋闷、呼吸不畅的感觉，轻者可能是心脏、肺的功能失调，严重者为心肺二脏的疾患引起。

【选穴分析】胸闷是上焦气郁而成，所以刺激期门、大包等穴可以疏肝理气、利胸胁，使胸闷感消失。经常熬夜，或者饮食不规律，可能会有胸闷、呼吸不畅、心悸的不适反应，坚持用拔罐疗法刺激膻中、中府等穴，可以宽胸理气、活血利膈，缓解胸闷不适，调整呼吸节奏。

穴位定位

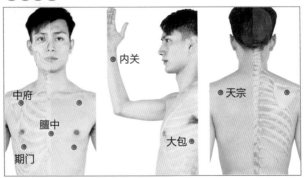

—— 拔罐方法 ——

1 **拔取▸ 胸部穴位**

将气罐吸附在中府、膻中、期门、大包上，留罐15分钟，以局部皮肤泛红、充血为度。

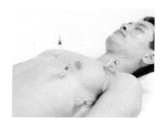

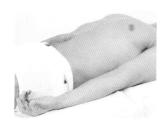

2 **拔取▸ 内关**

将气罐吸附在内关上，留罐15分钟，以感觉有抽紧感为度。

3 **拔取▸ 天宗**

将火罐扣在天宗上，留罐15分钟，以局部皮肤泛红为度。

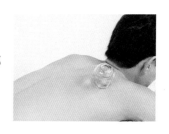

支气管炎 ▶ 咳嗽气喘声嘶哑

支气管炎是指气管、支气管黏膜及其周围组织的慢性非特异性炎症，临床上以长期咳嗽、咳痰、喘息以及反复呼吸道感染为特征。

【选穴分析】中医认为本病是机体受外邪侵袭、体内正气较为虚弱，正邪双方胶着于肺与气管部位而迁延不愈。病变发作期可取大椎、肺俞、风门、曲池等穴，宣肺止咳、行气化痰。病变趋于稳定时可取肺俞、大杼、膈俞、尺泽等穴，运化痰湿、止咳平喘，增强机体的抵抗力。

穴位定位

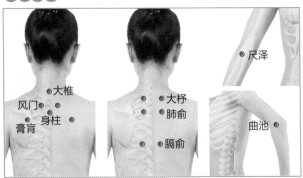

——— 拔罐方法 ———

1 拔取▶ 背部穴位

将火罐扣在大椎、大杼、风门、身柱、肺俞、膏肓上，留罐10分钟。

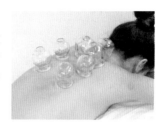

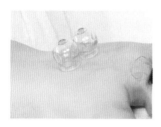

2 拔取▶ 膈俞

将火罐扣在膈俞上，留罐10～15分钟，以局部皮肤泛红充血为度。

3 拔取▶ 曲池、尺泽

用拔罐器将气罐吸附在曲池、尺泽上，留罐15分钟，以有少量瘀血被拔出为度。

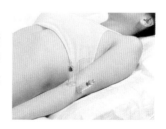

牙痛 ▶ *绵绵作痛双颊肿*

牙痛又称齿痛，是一种常见的口腔科疾病，由牙齿本身、牙周组织及颌骨的疾病等所引起。遇冷、热、酸、甜等刺激疼痛加重。

【选穴分析】中医认为牙痛是由于外感风邪、胃火炽盛、肾虚火旺、虫蚀牙齿等原因所致。大椎能祛风解表，清热解毒；胃俞为胃之背俞穴，刺激该穴可治疗因胃火上延引起的牙痛；刺激颊车以畅通气血、通络止痛，缓解疼痛症状。

穴位定位

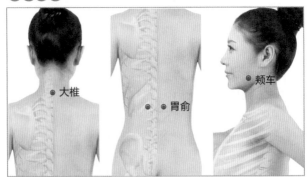

大椎　　胃俞　　颊车

拔罐方法

1 **拔取▸ 大椎**

将点燃的棉球伸入罐内旋转一圈马上抽出，将火罐扣在大椎上，留罐10分钟，以充血为度。

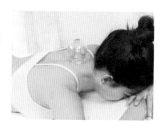

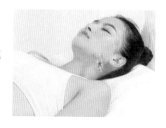

2 **拔取▸ 胃俞**

将点燃的棉球伸入罐内旋转一圈马上抽出，将火罐扣在胃俞上，留罐10分钟，以皮肤泛红为度。

3 **拔取▸ 颊车**

将气罐吸附在颊车上，留罐10分钟，以局部皮肤有抽紧感为度。

急性扁桃体炎 ▶ 咽喉肿痛伴发热

扁桃体是人体呼吸道的第一道免疫器官，但免疫能力有限，当吸入的病原微生物数量较多或吸入毒力较强的病原菌时，就会引起相应的症状。

【选穴分析】本病多表现为高热、头痛、咽痛、咳嗽等症状，选取大椎、天突这两个与气管关系密切的穴位，能散热通络、清降肺气、止咳平喘；曲池有清热合营、降逆活络的功效，加之能治头面疾病的合谷穴，诸穴配伍，可有效治疗急性扁桃体炎。

穴位定位

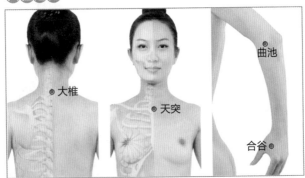

● 大椎

天突

曲池

合谷 ●

—— 拔罐方法 ——

1 拔取 ▶ **大椎**

将火罐扣在大椎上，留罐15分钟，以局部皮肤泛红为度。

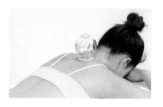

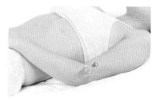

2 拔取 ▶ **天突**

将气罐吸附在天突上，留罐15分钟，以局部皮肤有抽紧感为度。

3 拔取 ▶ **曲池**

将气罐吸附在曲池上，留罐15分钟，以被拔罐部位皮肤泛红、充血为度。

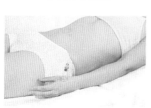

4 拔取 ▶ **合谷**

将气罐吸附在合谷上，留罐15分钟，以局部皮肤有少量瘀血为度。

肺炎 ▶ 高热咳嗽起病急

肺炎是指终末呼吸道、肺泡和肺间质等组织病变所发生的炎症。表现为寒战、高热、咳嗽、咳痰，起病急，自然病程是7~10天。

【选穴分析】肺炎多以高热、咳嗽、寒战为主要表现，严重者伴有胸痛、呼吸困难。大椎在背部的最高点，加以刺激有升阳之效，还具有良好的消炎、退热作用；风门能清降肺气、止咳平喘；病情趋于平缓时拔取身柱、肺俞、膈俞可理肺气、补虚损、宁神志，利于机体恢复。

穴位定位

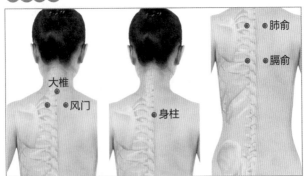

大椎
风门
身柱
肺俞
膈俞

拔罐方法

1 **拔取▸ 大椎、身柱**

将火罐分别扣在大椎、身柱上，留罐10分钟，以局部皮肤充血、泛红为度。

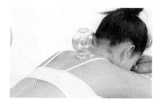

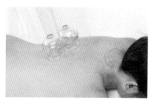

2 **拔取▸ 肺俞**

将火罐扣在肺俞上，留罐10分钟，以局部皮肤潮红为度。

3 **拔取▸ 膈俞**

将火罐扣在膈俞上，留罐10分钟，以局部皮肤充血为度。

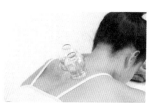

4 **拔取▸ 风门**

将火罐扣在风门上，留罐15分钟，以局部皮肤潮红为度。

空调病 ▶ 头昏脑涨关节痛

空调病又称"空调综合征"，指人们长时间处于空调环境下，因温度过低、空气不流通而出现头昏、打喷嚏、乏力、关节酸痛等症状。

【选穴分析】空调病是人们长期处于空气不流通的环境中，而出现的不适症状。大椎能解表散寒、解热镇定，刺激该穴可缓解头昏、头痛等症状；长时间处于空调中，关节易受到冷气的侵袭而产生酸痛、冷痛，经常拔罐肩井、肩髎、肩贞，可以舒缓肩关节酸痛。

穴位定位

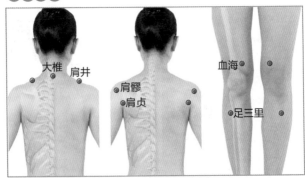

大椎　肩井　肩髎　肩贞　血海　足三里

—— 拔罐方法 ——

1 拔取▶ **大椎、肩井**
将气罐吸附在大椎、肩井上，留罐15分钟，以局部皮肤潮红、充血为度。

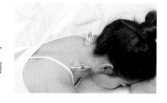

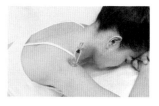

2 拔取▶ **肩贞**
将气罐吸附在肩贞上，留罐15分钟，以局部皮肤潮红为度。

3 拔取▶ **肩髎**
将气罐吸附在肩髎上，留罐15分钟，以被拔罐部位皮肤泛红、充血为度。

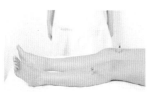

4 拔取▶ **血海、足三里**
将气罐吸附在血海、足三里上，留罐15分钟，以局部皮肤潮红为度。

头痛 ▶ 如紧箍咒难以忍受

头痛是临床常见的病症。痛感有轻有重，疼痛时间有长有短，形式也多种多样。多因神经痛、颅内病变、脑血管疾病、五官疾病等引起。

【选穴分析】大椎为诸阳之会，经常刺激可治疗各种原因导致的头痛、头晕；风可引发头痛，风门可祛风散寒；外关能散风解表、利胁镇痛，对于感冒、咳嗽引起的头痛有较好的疗效；中脘可健脾和胃，补中安神，头痛可引发呕吐、恶心等症状，刺激中脘可得以缓解。

穴位定位

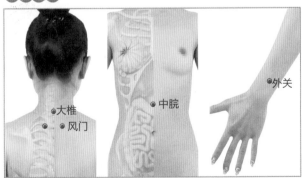

外关
大椎
风门
中脘

拔罐方法

1 拔取▸ 大椎

将火罐扣在大椎上，留罐20分钟，以局部皮肤泛红、充血为度。

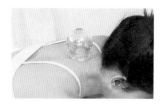

2 拔取▸ 风门

将火罐扣在风门上，留罐20分钟，以局部皮肤潮红为佳。

3 拔取▸ 中脘

用火罐扣在中脘上，留罐20分钟，以局部皮肤潮红为度。

4 拔取▸ 外关

将气罐吸附在外关上，留罐15分钟，以局部皮肤潮红为度。

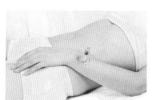

偏头痛 ▶ 拔罐消除疼痛佳

偏头痛是临床最常见的原发性头痛类型，是一种常见的慢性神经血管性疾患，临床以发作性中重度搏动样头痛为主要表现。

【选穴分析】中医认为，本病多因感受风邪，情志内伤、饮食不节，忧思劳累、久病致瘀的基础上造成肝脾肾等脏腑功能失调所致。风门可祛风散寒，有效缓解风邪引起的偏头痛；选取足太阳膀胱经上的肝俞、脾俞、肾俞等穴位进行拔罐治疗，可祛风除湿。

穴位定位

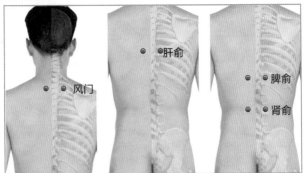

肝俞　风门　脾俞　肾俞

拔罐方法

1 拔取▶ **风门**

将火罐扣在风门上，留罐5～10分钟，以局部皮肤充血为佳。

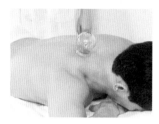

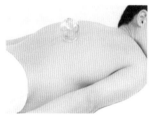

2 拔取▶ **肝俞、脾俞**

将火罐扣在肝俞、脾俞上，留罐5～10分钟，以局部皮肤潮红为度。

3 拔取▶ **肾俞**

将火罐扣在肾俞上，留罐5～10分钟，以局部皮肤充血为度。

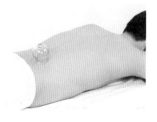

三叉神经痛 ▶ 颜面剧痛如刀割

三叉神经痛是最常见的脑神经疾病，以发病骤发、骤停，呈刀割样、烧灼样、顽固性、难以忍受的剧烈性疼痛为特点。

【选穴分析】 中医认为本病多与外感风邪、情志不调、外伤等因素有关。风寒之邪侵袭导致面部神经疼痛。大椎有 "阳脉之海" 之称，可清脑宁神，调节大脑功能，拔取大椎有解痉的作用；膈俞、胆俞都是足太阳膀胱经的腧穴，三穴合用，有行气活血，化瘀止痛之功。

穴位定位

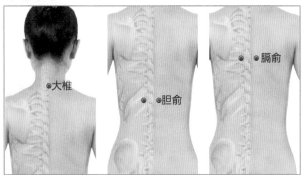

大椎

胆俞

膈俞

拔罐方法

1 **拔取▶ 大椎**

将火罐扣在大椎上，留罐10分钟，以局部皮肤出现少量瘀血为度。

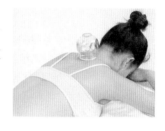

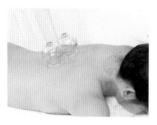

2 **拔取▶ 膈俞**

将火罐扣在膈俞上，留罐10分钟，以局部皮肤泛红发热为度。

3 **拔取▶ 胆俞**

将火罐扣在胆俞上，留罐10分钟，以局部皮肤充血为度。

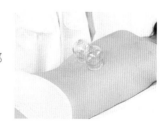

眩晕 ▶ 天旋地转眼昏花

眩晕分为周围性眩晕和中枢性眩晕。中枢性眩晕是由脑组织、脑神经疾病引起，如高血压、动脉硬化等脑血管疾病。

【选穴分析】古代医家对于眩晕多有论述，他们认为，眩晕与五脏皆相关，与肝、脾、肾关系尤为密切。膈俞属于足太阳膀胱经，为八会穴之血会，有行气活血、化瘀止痛的功效；气海有益气助阳之功；三阴交行气活血，三者配伍拔罐，能调整脾胃，健脾化湿，行气活血。

穴位定位

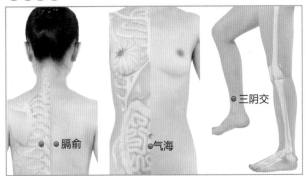

三阴交

膈俞　　　气海

拔罐方法

1 **拔取▸ 膈俞**

将火罐扣在膈俞上，留罐15分钟，以局部皮肤潮红为度。

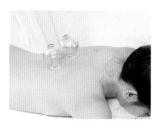

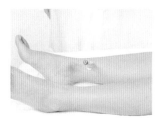

2 **拔取▸ 气海**

将气罐吸附在气海上，留罐10分钟，以局部皮肤潮红为度。

3 **拔取▸ 三阴交**

将气罐吸附在三阴交上，留罐15分钟，以被拔罐部位皮肤泛红充血为度。

疲劳综合征 ▶ 体力不支精神涣散

疲劳综合征表现为短期记忆力减退或注意力不集中、咽痛、肌肉酸痛、头痛、体力或脑力劳动后身体感觉不适。

【选穴分析】疲劳综合征主要是体内各种功能失调的一种症状，心俞可滋阴壮阳、强精固本、宁心安神，通过拔罐可改善头晕身重的躯干疲劳；足三里、三阴交等阳明、太阴经穴，可健脾益气、通调三经、增强抵抗力、增加营养，经常拔罐可改善以肌肉酸痛为主的四肢疲劳。

穴位定位

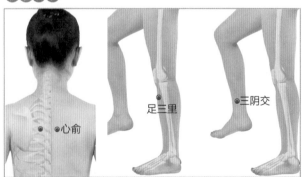

足三里　三阴交　心俞

—— 拔罐方法 ——

1 **拔取▸ 心俞**

将火罐扣在心俞上，留罐15分钟，以局部皮肤泛红、充血为度。

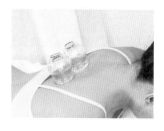

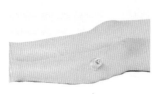

2 **拔取▸ 足三里**

将气罐吸附在足三里上，留罐15分钟，以局部皮肤潮红为度。

3 **拔取▸ 三阴交**

将气罐吸附在三阴交上，留罐15分钟，以被拔罐部位皮肤泛红、充血为度。

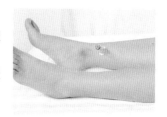

低血压 ▶ 脸色苍白血液循环慢

低血压指血压降低引起的一系列症状，部分人群无明显症状，病情轻微者可有头晕、头痛、食欲不振、疲劳、脸色苍白等。

【选穴分析】中医认为低血压是因脾肾两亏、气血不足、清阳不升、髓海空虚所致，治疗以补肾益精、补益气血为原则。膻中、中脘、气海可益气助阳；足三里、涌泉可补脾健胃、滋阴益肾；膈俞、脾俞、肾俞等可益肾助阳。

穴位定位

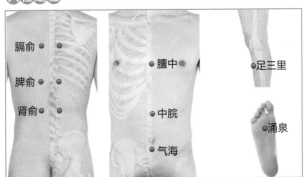

膈俞　脾俞　肾俞　膻中　足三里　中脘　气海　涌泉

—— 拔罐方法 ——

1 **拔取▶ 膻中、中脘、气海**
将气罐吸附在膻中、中脘、气海上，留罐10分钟，以局部皮肤泛红、充血为度。

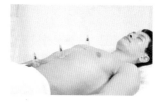

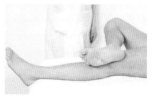

2 **拔取▶ 足三里**
将气罐吸附在足三里上，留罐10～15分钟，以局部皮肤泛红、充血为度。

3 **拔取▶ 涌泉**
用拔罐器将气罐吸附在涌泉上，留罐10分钟，以局部皮肤有抽紧感为度。

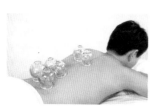

4 **拔取▶ 背部俞穴**
将火罐扣在膈俞、脾俞、肾俞上，留罐15分钟。

失眠 ▶入睡困难精力不佳

失眠又称"不寐"，会引起人的疲劳感及全身不适，反应迟缓、头痛、记忆力减退。长期失眠会导致精神疾病和实质性器官的损害。

【选穴分析】足三里和三阴交是最具养生保健作用的要穴之一，刺激此二穴，可以补中益气、滋阴润燥；太阳是人体阳气最旺盛的地方，可以改善头部的血液循环；刺激内关可养心安神。合诸穴之功效，改善失眠。

穴位定位

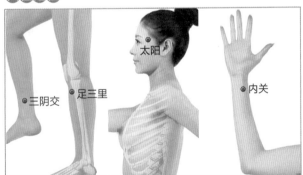

太阳

三阴交 　足三里 　内关

拔罐方法

1 拔取▶ 足三里

用拔罐器将气罐吸附在足三里上，留罐15分钟，以局部皮肤潮红为度。

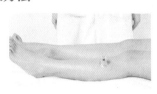

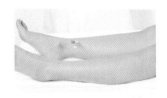

2 拔取▶ 三阴交

用拔罐器将气罐吸附在三阴交上，留罐15分钟，以局部皮肤泛红、充血为度。

3 拔取▶ 太阳

用拔罐器将气罐吸附在太阳上，留罐15分钟，以局部皮肤有抽紧感为佳。

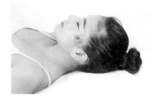

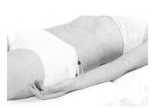

4 拔取▶ 内关

用拔罐器将气罐吸附在内关上，留罐15分钟，以局部皮肤泛红、充血为度。

神经衰弱 ▶ *精神紊乱易疲劳*

神经衰弱是指大脑由于长期情绪紧张及精神压力，使精神活动能力减弱的功能障碍性病症，表现为易兴奋、脑力易疲劳、记忆力减退等。

【选穴分析】心俞、肝俞、脾俞、肾俞是足太阳膀胱经上各脏腑的背俞穴，可调节各脏腑功能，心俞宁心安神，肝俞疏肝解郁，脾俞健脾益气，肾俞固摄肾精；刺激足三里、三阴交两穴可强身健体、抗疲劳、调和脏腑功能；涌泉可以治疗与心、肾有关的多种疾病。

穴位定位

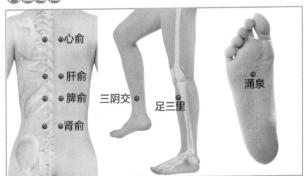

心俞　肝俞　脾俞　肾俞　三阴交　足三里　涌泉

拔罐方法

1. 拔取▸ 背部穴位

将火罐扣在心俞、肝俞、脾俞、肾俞上，留罐15分钟，以被拔罐部位充血为度。

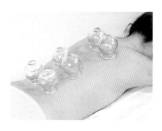

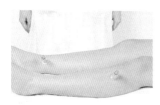

2. 拔取▸ 足三里、三阴交

将气罐吸附在足三里、三阴交上，留罐15分钟，以局部皮肤泛红充血为度。

3. 拔取▸ 涌泉

将气罐吸附在涌泉上，留罐15分钟，注意吸附力度。

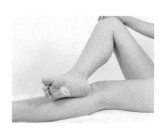

心律失常 ▶ 心慌胸闷难自抑

心律失常在中医里属于"心悸"的范畴，发生时，患者自觉心跳快而强，并伴有胸痛、胸闷、喘息、头晕和失眠等症状。

【选穴分析】中医认为，治疗心律失常首要任务就是益气养血、宁心安神。心俞、脾俞可宽胸理气、通络安神、健脾利湿；内关有理气止痛之功效，"内关心胸应"，刺激该穴以安抚心神；气海、关元有益气助阳、固本培元之功效。

穴位定位

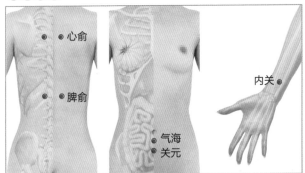

心俞

脾俞

内关

气海
关元

━━━ 拔罐方法 ━━━

1 **拔取▶ 心俞**

将火罐扣在心俞上，留罐15分钟，以局部皮肤充血为度。

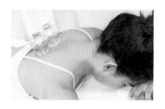

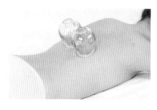

2 **拔取▶ 脾俞**

将火罐扣在脾俞上上，留罐15分钟，以局部皮肤泛红、充血为度。

3 **拔取▶ 气海、关元**

将气罐吸附在气海、关元上，留罐15分钟，以局部皮肤泛红充血为度。

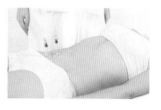

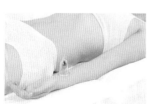

4 **拔取▶ 内关**

将气罐吸附在内关上，留罐15分钟，以局部皮肤有抽紧感为度。

梅尼埃病 ▶ 眩晕耳鸣耳闷胀

梅尼埃病主要的病理改变为膜迷路积水，临床表现为反复发作的旋转性眩晕、波动性听力下降、耳鸣和耳闷胀感。

【选穴分析】本病的病机主要是因为内虚，脑受激荡，痰湿瘀血阻滞而致。治则当标本同治，以活血化痰息风、益肾平肝降逆为法。中脘健脾和胃，治疗恶心呕吐；气海、关元可固本培元、降浊升清；丰隆祛湿化痰；肝俞、脾俞、肾俞等穴可疏肝利胆、消除瘀滞。

穴位定位

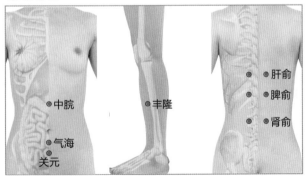

中脘　　丰隆　　肝俞

气海　　　　脾俞

关元　　　　肾俞

—— 拔罐方法 ——

1 拔取 ▶ 中脘

将火罐扣在中脘上，留罐15分钟，以有少量瘀血被拔出为度。

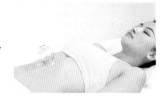

2 拔取 ▶ 气海、关元

将火罐扣在气海、关元上，留罐15分钟，以被拔罐部位皮肤充血为度。

3 拔取 ▶ 丰隆

用拔罐器将气罐吸附在丰隆上，留罐15分钟，以局部有充血为度。

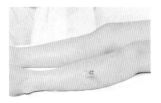

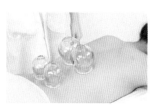

4 拔取 ▶ 肝俞、脾俞、肾俞

将火罐分别扣在肝俞、脾俞、肾俞上，留罐15分钟。

肥胖症 ▶ 身宽体胖疾病多

肥胖是指体内脂肪尤其是三酰甘油积聚过多的一种状态，因食物摄入过多或机体代谢改变而导致。

【选穴分析】中医认为形体肥胖是脾失健运、痰湿阻所致，可先取肺俞、胃俞、三焦俞，和胃健脾、疏利三焦、行气利水，调理脏腑功能，配以阳池，可以清热通络、通调三焦。诸穴合用，可温阳补肾、行气活血、祛除痰湿、清利下泄，从而达到消食化滞、减肥健身的目的。

穴位定位

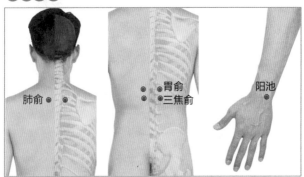

肺俞　　　胃俞　　阳池
三焦俞

拔罐方法

1 拔取▸ **肺俞、胃俞**

将火罐扣在肺俞、胃俞上，留罐10分钟，以局部皮肤充血、泛红为度。

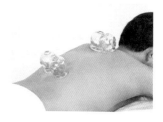

2 拔取▸ **三焦俞**

将火罐扣在三焦俞上，留罐10分钟，以局部皮肤潮红为度。

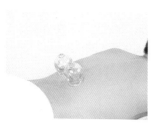

3 拔取▸ **阳池**

将气罐吸附在阳池上，留罐10分钟，以局部皮肤泛红为佳。

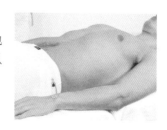

呕吐 ▶ 恶心干呕痛苦多

呕吐是临床常见病症，既可单独为患，亦可见于多种疾病，是机体的一种防御反射动作。可分为3个阶段，即恶心、干呕和呕吐。

【选穴分析】大椎和胃俞位于背部，有清热解表、健脾和胃、利湿升清的作用，对消化系统有很好的调整作用；中脘有调胃补气、化湿和中的作用，刺激中脘后能使胃的蠕动增强，有利于增强脾胃功能；足三里是养生保健的要穴，刺激它能预防和减轻很多消化系统的常见病。

穴位定位

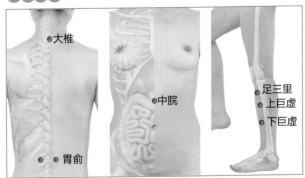

◎大椎

◎中脘

◎足三里
◎上巨虚
◎下巨虚

◎ ◎胃俞

—— 拔罐方法 ——

1 **拔取▶ 大椎、胃俞**
将火罐扣在大椎、胃俞上，留罐20分钟，以局部皮肤泛红、充血为度。

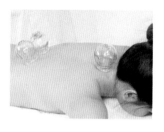

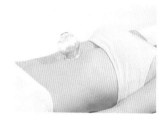

2 **拔取▶ 中脘**
将火罐吸附在中脘上，留罐15分钟，以局部皮肤泛红、充血为度。

3 **拔取▶足三里、上巨虚、下巨虚**
将气罐吸附在足三里、上巨虚、下巨虚上，留罐15分钟，以局部皮肤潮红为度。

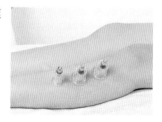

打嗝 ▶ 呃逆难止易反酸

打嗝，中医称为呃逆，指气从胃中上逆，喉间频频作声，声音急而短促，是生理上常见的一种现象，由横膈膜痉挛收缩引起。

【选穴分析】本病病位在膈，膻中位近膈，又为气会穴，功擅理气降逆；巨阙位于上腹部，靠近心脏，有宽胸利气的功效；关元有培补元气之功；内关通阴维脉，可宽胸利膈、畅通三焦气机，为降逆要穴。四穴配伍能共奏理气降逆之功，遏制打嗝。

穴位定位

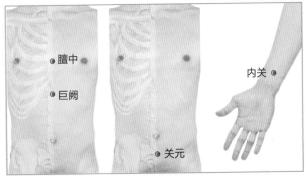

膻中

巨阙

内关

关元

拔罐方法

1 拔取 ▸ **膻中、巨阙**

将气罐吸附在膻中、巨阙上，留罐15分钟，以局部皮肤潮红为度。

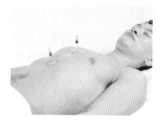

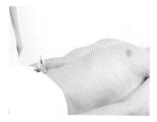

2 拔取 ▸ **关元**

将气罐吸附在关元上，留罐15分钟，以局部皮肤潮红为度。

3 拔取 ▸ **内关**

将气罐吸附在内关上，留罐15分钟，以局部皮肤潮红为度。

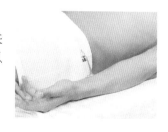

胃痛 ▶ 脘腹胀满痛难忍

胃痛是临床上一种很常见的病症。引起胃痛的疾病原因有很多，常见于急、慢性胃炎，胃、十二指肠溃疡，胃下垂等疾病。

【选穴分析】胃痛发作时疼痛难忍，中医拔罐治疗胃痛疗效显著。中脘有调胃补气、化湿和中的作用，刺激中脘后能使胃的蠕动增强，有利于增强脾胃功能；足三里生发胃气、燥化脾湿；胃俞为胃之背俞穴，天枢可改善肠胃功能。四者配穴，远近结合，快速缓解胃痛。

穴位定位

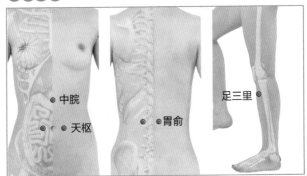

中脘

天枢

胃俞

足三里

拔罐方法

1 拔取▸ 中脘

将火罐扣在中脘上，留罐15分钟，以局部皮肤潮红为度。

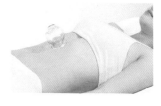

2 拔取▸ 足三里

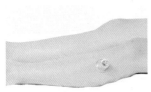

将气罐吸附在足三里上，留罐15分钟，以局部皮肤潮红为度。

3 拔取▸ 胃俞

将火罐扣在胃俞上，留罐10分钟，以局部皮肤有少量瘀血为度。

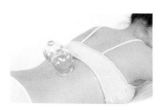

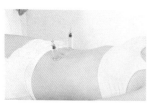

4 拔取▸ 天枢

用拔罐器将气罐吸附在天枢上，留罐15分钟，以局部皮肤潮红为度。

便秘 ▶大便秘结腹胀满

便秘是临床常见的复杂症状，引起便秘的原因有：饮食不当；生活压力过大；滥用泻药；结肠运动功能紊乱；年老体虚，排便无力等。

【选穴分析】便秘的发生与体内脾、胃、肾三脏，以及气血津液的代谢是否正常密切相关。治疗便秘，可拔取天枢、大横，气滞者行而动之，气虚者补而推之；脾俞、胃俞、大肠俞、小肠俞能健脾和胃、调节胃肠蠕动、促进粪便下泻、改善脏腑功能；支沟能通利肠腑。

穴位定位

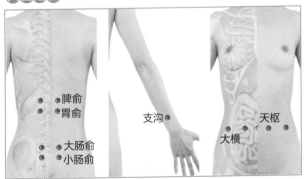

脾俞
胃俞
大肠俞
小肠俞
支沟
天枢
大横

拔罐方法

1 拔取▸ 背部穴位

将火罐扣在脾俞、胃俞、大肠俞、小肠俞上，留罐10～15分钟，以局部皮肤泛红充血为度。

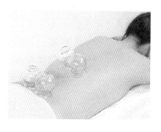

2 拔取▸ 天枢、大横

用拔罐器将气罐吸附在天枢、大横上，留罐10～15分钟，以充血为度。

3 拔取▸ 支沟

用拔罐器将气罐吸附在支沟上，留罐10～15分钟，以充血为度。

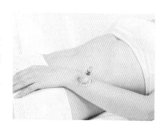

腹胀 ▶ 肚腹胀满排气难

腹胀是一种常见的消化系统症状，引起腹胀的原因主要见于胃肠道胀气、各种原因所致的腹水、腹腔肿瘤等。

【选穴分析】刺激中脘、脾俞能增强肠动力，有利于增强脾胃功能；内关是心包经的常用腧穴之一，能宽胸理气、调补阴阳气血。经常刺激足三里和丰隆可以消食导滞，对于脾胃的消化吸收功能有很好的改善作用，可以有效消除腹胀、呃逆等症。

穴位定位

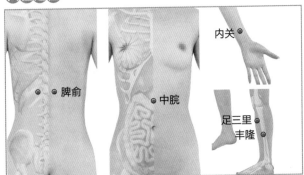

—— 拔罐方法 ——

1 拔取▶ 脾俞

将火罐扣在脾俞上，留罐10分钟，以有少量瘀血为度。

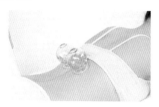

2 拔取▶ 中脘

将火罐扣在中脘上，留罐15分钟，以局部皮肤充血为度。

3 拔取▶ 内关

用拔罐器将气罐吸附在内关上，留罐15分钟，以局部皮肤出现罐印为度。

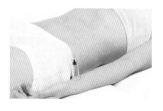

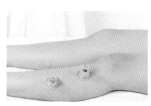

4 拔取▶ 足三里、丰隆

将气罐吸附在足三里、丰隆上，留罐15分钟，以局部皮肤有少量瘀血为度。

腹泻 ▶ 排便清稀次数多

腹泻是大肠疾病最常见的一种症状，是指排便次数明显超过日常习惯的排便次数，粪质稀薄，水分增多，每日排便总量超过200克。

【选穴分析】中医认为腹泻发生的主要原因，不是外感湿浊之邪，就是体内水湿不化，重点在于"湿"。治疗腹泻时，取中脘、天枢、足三里等穴，可以通调肠腑、补中益气、健脾和胃；刺激关元可补肾助阳，缓解寒湿腹泻。

穴位定位

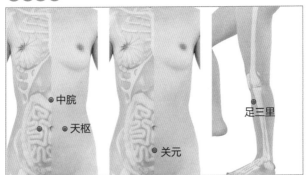

中脘

天枢

关元

足三里

拔罐方法

1 拔取▶ **中脘**
将火罐扣在中脘上，留罐10分钟，以局部皮肤潮红为度。

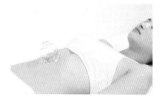

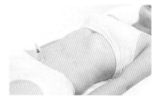

2 拔取▶ **天枢**
将气罐吸附在天枢上，留罐10分钟，以局部皮肤潮红为度。

3 拔取▶ **关元**
将气罐吸附在关元上，留罐15分钟，以局部皮肤泛红、充血为度。

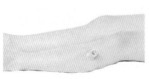

4 拔取▶ **足三里**
将气罐吸附在足三里上，留罐15分钟，以局部皮肤潮红为度。

脱肛 ▶ 气虚下陷直肠脱出

脱肛又称直肠脱垂，是直肠黏膜或直肠壁全层脱出于肛门之外的病症。临床上可根据其脱垂程度分为部分脱垂和完全脱垂。

【选穴分析】小儿气血未旺，老年人气血衰退，中气不足，或妇女气血亏损，以及慢性泻痢、习惯性便秘、长期咳嗽均易导致气虚下陷，固摄失司，以致肛管直肠向外脱出。拔罐夹脊、大肠俞、承山可促进胃肠蠕动，增强气机，能很好地缓解脱肛的症状。

穴位定位

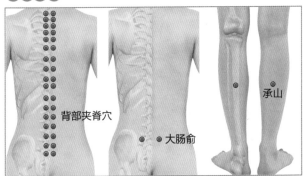

承山

背部夹脊穴

大肠俞

—— 拔罐方法 ——

1 拔取▸ 背部夹脊穴

用走罐法将火罐扣在夹脊穴上，上下移动，至皮肤潮红发热为宜。

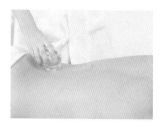

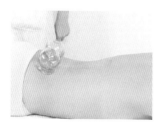

2 拔取▸ 大肠俞

将火罐扣在大肠俞穴上，留罐10分钟，以局部皮肤泛红、充血为度。

3 拔取▸ 承山

用闪火法将火罐扣在承山穴上，一拔一取，以皮肤有瘀血被拔出为度。

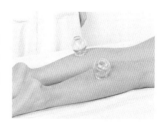

痢疾 ▶里急后重脓血便

痢疾临床表现为腹痛、腹泻、里急后重、排脓血便，伴全身中毒等症状。一般起病急，以高热、腹泻、腹痛为主要症状。

【选穴分析】中医认为，本病由湿热之邪，内伤脾胃，致脾失健运，胃失消导，更挟积滞，酝酿肠道而成。天枢可通调肠腑、补中益气；大巨能调肠胃、固肾气，治疗消化系统疾病；足三里能生发胃气、燥化脾湿，可缓解因痢疾引发的呕吐等症状。

穴位定位

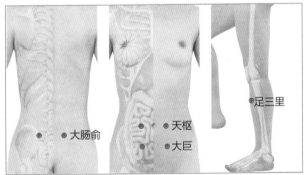

—— 拔罐方法 ——

1 拔取▶ 大肠俞

将火罐扣在大肠俞上，留罐15分钟，以局部出现罐印为度。

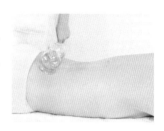

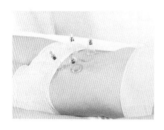

2 拔取▶ 天枢、大巨

将气罐吸附在天枢、大巨上，留罐15分钟，以局部皮肤潮红为度。

3 拔取▶ 足三里

将气罐吸附在足三里上，留罐15分钟，以局部皮肤潮红为度。

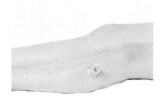

急性阑尾炎 ▶ 恶心呕吐右腹痛

急性阑尾炎的发病率是外科各种急腹症的首位，临床表现为转移性的右下腹痛伴恶心、呕吐。右下腹阑尾区压痛是该病重要体征。

【选穴分析】急性阑尾炎多因饮食不节、过食油腻生冷等，致肠道传化失司、气机痞塞、瘀血停聚、湿热内阻、血肉腐败而成。天枢、大巨通调肠腑；选取阑尾周围压痛点为阿是穴及周围的大横、腹结等近治穴位，小腿上的阑尾穴为远治穴位，远近结合治疗急性阑尾炎。

穴位定位

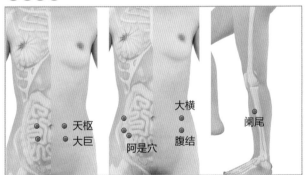

天枢
大巨
阿是穴
大横
腹结
阑尾

拔罐方法

1 拔取▸ **大横、腹结、阿是穴**

将气罐吸附在大横、腹结、阿是穴上，留罐10分钟，以局部皮肤潮红为度。

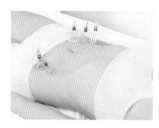

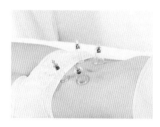

2 拔取▸ **天枢、大巨**

将气罐吸附在天枢、大巨上，留罐15分钟，以局部皮肤潮红、有少量瘀血被拔出为度。

3 拔取▸ **阑尾**

将气罐吸附在阑尾上，留罐15分钟，以局部皮肤泛红、充血为度。

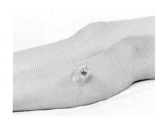

急性肠炎 ▶ 腹痛腹泻易脱水

急性肠炎是消化系统疾病中较为常见的疾病。表现为发热、腹痛、腹泻、腹胀，伴有恶心呕吐，粪便为黄色水样便，四肢无力。

【选穴分析】本病在脾胃，与肝肾关系密切，脾胃肝肾之气失司为本，导致清浊不分，升降失和，混杂而下，并走大肠泄泻为标。拔罐取胸腹部的中脘、关元、天枢穴，改善胃肠功能，健脾和胃；足三里能生发胃气，与以上三穴配伍使用，能治疗急性肠炎。

穴位定位

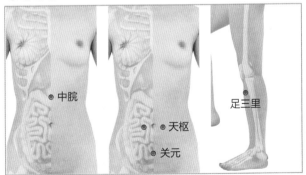

中脘

天枢

关元

足三里

拔罐方法

1 拔取▶ 中脘

将火罐扣在中脘上，留罐10分钟，以有少量瘀血被拔出为度。

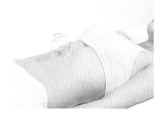

2 拔取▶ 天枢、关元

将火罐扣在天枢、关元上，留罐10分钟，以局部皮肤潮红充血为度。

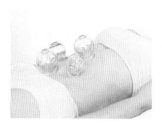

3 拔取▶ 足三里

将气罐吸附在足三里上，留罐10分钟，以局部皮肤潮红为度。

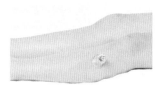

痔疮 ▶ 肿物突出便带血

痔疮又称痔核，外痔感染发炎或形成血栓外痔时，则局部肿痛；内痔主要表现为便后带血，重者有不同程度贫血。

【选穴分析】中医认为本病多由大肠素积湿热，或过食炙煿辛辣之物所致。故取大肠和膀胱的背俞穴能理气降逆、调理肠胃；刺激血海、足三里、三阴交和承山可补中益气、滋阴润燥。诸穴配伍，能调节胃肠功能，促进肠道蠕动，减少痔疮的发作。

穴位定位

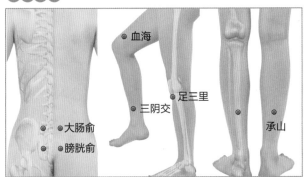

拔罐方法

1 **拔取▸ 大肠俞**

将火罐扣在大肠俞上，留罐10~15分钟，以局部皮肤潮红为度。

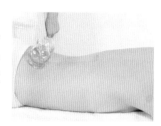

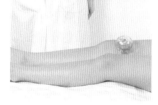

2 **拔取▸ 血海**

将火罐扣在血海上，留罐10分钟后取下。对侧以同样的方法操作。

3 **拔取▸ 膀胱俞**

将火罐扣在膀胱俞上，留罐10分钟，以局部皮肤有少量瘀血为度。

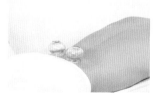

4 拔取▶ 足三里

将气罐吸附在足三里上，留罐10～15分钟，以局部皮肤潮红为度。

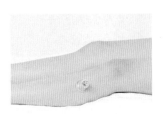

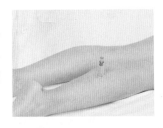

5 拔取▶ 三阴交

将气罐吸附在三阴交上，留罐15分钟，以局部皮肤泛红，充血为度。

6 拔取▶ 承山

用拔罐器将气罐吸附在承山上，留罐10分钟后取下。对侧以同样的方法操作。

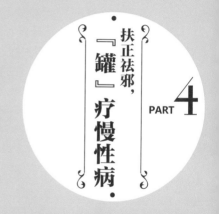

扶正祛邪，
『罐』疗慢性病

PART 4

夕阳无限好，人到中老年，不再忙碌，可以轻松享受生活。
但是，随着身体机能的衰退，
许多疾病就会找上门来，让原本安逸的生活蒙上一层阴影
长期与药物为伍却又不能摆脱疾病
本章为您列举了一些中老年人常见的慢性病的拔罐疗法，
让您防患于未然，将疾病扼杀在摇篮里。

糖尿病 ▶ 三多一少代谢紊乱

糖尿病是由于血中胰岛素相对不足，导致血糖过高，出现糖尿，进而引起脂肪和蛋白质代谢紊乱的常见的内分泌代谢性疾病。

【选穴分析】中医认为，糖尿病大多为气阴两虚之证，即便有火也是上盛下虚，胃火旺、肾阴虚。所以取穴时，选取肺俞、脾俞、肾俞、三焦俞、足三里、三阴交、太溪等穴，可以益脾中之气，降胃中之实，补肾中之水，滋阴清热。

穴位定位

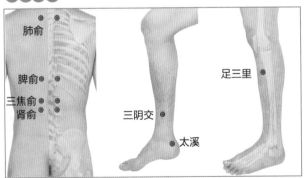

肺俞

脾俞

三焦俞

肾俞

三阴交

太溪

足三里

拔罐方法

1 拔取▸ 背部穴位

将火罐扣在肺俞、脾俞、三焦俞、肾俞上，留罐15分钟，以局部皮肤潮红为度。

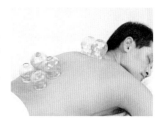

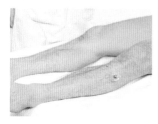

2 拔取▸ 足三里

将气罐吸附在足三里上，留罐15分钟，以局部皮肤泛红、充血为度。

3 拔取▸ 三阴交、太溪

将气罐吸附在三阴交、太溪上，留罐15分钟，以局部皮肤有抽紧感为度。

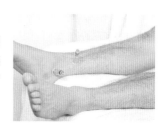

高血压 ▶ 失眠乏力麻木不适

原发性高血压病是以动脉血压升高为主要临床表现的慢性全身性血管性疾病，血压高于140/90mmHg即可诊断为高血压。

【选穴分析】中医认为高血压一部分是脾虚、饮食不节所致，或因忧思劳倦、损伤脾阳，造成痰湿积聚、阻滞脉络、清阳不升、头目眩晕，在治疗时可选取肺俞、脾俞、丰隆，以滋阴潜阳、平肝息风、化痰祛湿。

穴位定位

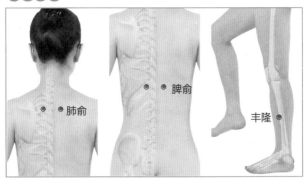

肺俞

脾俞

丰隆

拔罐方法

1 **拔取▶ 肺俞**

将火罐扣在肺俞上，留罐15分钟，以局部皮肤出现罐印为度。

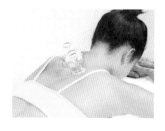

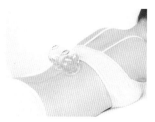

2 **拔取▶ 脾俞**

将火罐扣在脾俞上，留罐10分钟，以被拔罐部位出现少量瘀血为度。

3 **拔取▶ 丰隆**

用拔罐器将气罐吸附在丰隆上，留罐15分钟，以局部皮肤泛红、充血为度。

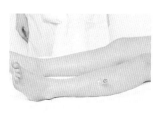

高脂血症 ▶ 血脂黏稠危险大

高脂血症可直接引起脑卒中、冠心病、心肌梗死、心脏猝死等危险病症，也是导致高血压、糖尿病的一个重要危险因素。

【选穴分析】中医认为高脂血症多因气机不畅、瘀血阻滞所致，治则以活血化瘀、理气通络为主。大椎为人体背部最高点，可舒筋通络；曲池清热合营、降逆活络；阳陵泉可疏肝利胆；足三里生发胃气，燥化脾湿。诸穴配伍拔罐以调畅气机、祛除瘀阻。

穴位定位

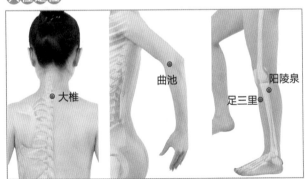

大椎　曲池　足三里　阳陵泉

─ 拔罐方法 ─

1 拔取▶ **大椎**

将火罐扣在大椎上，留罐10分钟，以局部皮肤泛红为度。

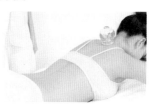

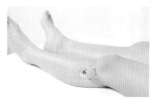

2 拔取▶ **曲池**

将气罐吸附在曲池上，留罐10分钟，以局部皮肤有少量瘀血为度。

3 拔取▶ **阳陵泉**

将气罐吸附在阳陵泉上，留罐10分钟，以局部皮肤潮红为度。

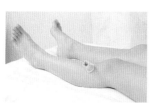

4 拔取▶ **足三里**

将气罐吸附在足三里上，留罐15分钟，以局部皮肤有少量瘀血为度。

冠心病 ▶ 胸闷灼烧般难受

冠心病是由冠状动脉发生粥样硬化，导致心肌缺血的疾病，在临床上冠心病主要特征为心绞痛、心律不齐、心肌梗死及心力衰竭等。

【选穴分析】中医认为，冠心病主要是由气滞血瘀、胸脉痹阻所致，治疗时要及时畅通血脉。因而治疗冠心病，首先可取厥阴俞、心俞、膈俞等穴，以宽胸理气、活血通痹，促进血液循环，改善心脏功能；取膻中、巨阙、内关，可以益心气、养心血、通心脉、理气镇痛。

穴位定位

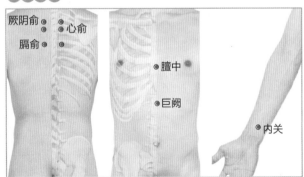

厥阴俞　●心俞
膈俞●
●膻中
●巨阙
●内关

拔罐方法

1 拔取▶ 背部穴位

将火罐扣在厥阴俞、心俞、膈俞上,留罐10~15分钟,以局部充血为度。

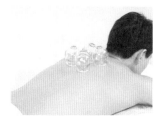

2 拔取▶ 膻中、巨阙

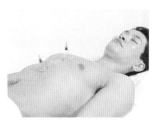

将气罐吸附在膻中、巨阙上,留罐10~15分钟,以局部皮肤潮红为度。

3 拔取▶ 内关

用拔罐器将气罐吸附在内关上,留罐15分钟,以局部皮肤泛红、充血为度。

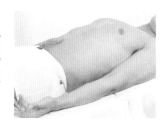

慢性咽炎 ▶ 恶心欲吐咽喉疼

慢性咽炎是一种病程发展缓慢的慢性炎症。患者自感咽喉干燥不适，有黏稠样分泌物不易咳出，伴有恶心、咽痛、头痛等症状。

【选穴分析】咽喉为肺之门户，外邪侵袭人体，咽喉首当其冲，治疗咽炎须先治肺。咽炎发作应取尺泽，可宣散肺热、清咽利喉；同时在咽喉周围部位取大椎，可改善局部组织的血液循环；合谷是调养肺阴虚的最佳穴位。诸穴配伍可以使胸闷气短、多咳多痰等症状逐渐消失。

穴位定位

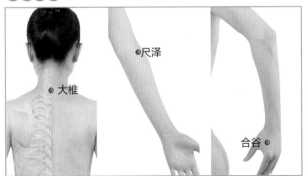

拔罐方法

1 拔取▸ 大椎

将火罐扣在大椎上，
留罐10分钟，以局部
皮肤出现罐印为度。

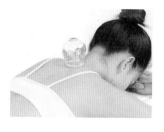

2 拔取▸ 尺泽

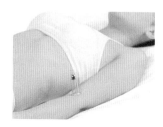

将气罐吸附在尺泽、
上，留罐10分钟，以
局部皮肤潮红为度。

3 拔取▸ 合谷

将气罐吸附在合谷
上，留罐10分钟，以
局部皮肤潮红为度。

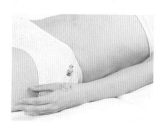

哮喘 ▶ 胸闷气喘呼吸困难

哮喘是指喘息、气促、咳嗽、胸闷等症状突然发生，常因患者接触烟雾、香水、油漆、灰尘、宠物、花粉等刺激性物品后发作。

【选穴分析】哮喘发作时不要拔罐，容易加重缺氧。处于稳定期时可拔罐风门、肺俞、身柱、膏肓等穴，以止咳平喘。坚持拔罐上述穴位可以祛湿化痰，通畅呼吸道，减少哮喘的发作，稳定病情。还可配伍丰隆、中府等穴抑制哮喘的发作，减轻症状，帮助呼吸道恢复畅通。

穴位定位

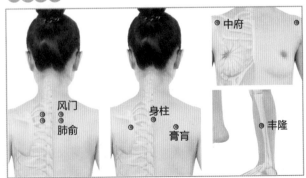

拔罐方法

1 拔取▸ **背部穴位**

将火罐扣在风门、肺俞、身柱、膏肓上，留罐10分钟，以有少量瘀血拔出为度。

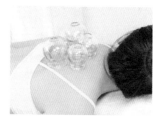

2 拔取▸ **中府**

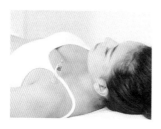

用拔罐器将气罐吸附在中府上，留罐10分钟，以局部皮肤有少量瘀血为度。

3 拔取▸ **丰隆**

用拔罐器将气罐吸附在丰隆上，留罐10分钟，以局部皮肤有抽紧感为度。

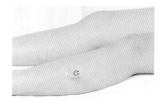

卒中后遗症 ▶ 口眼㖞斜活动受限

卒中后遗症是以突然口眼㖞斜，言语含糊不利，肢体出现运动障碍，半身不遂，不省人事为特征的一类疾病。

【选穴分析】中医认为本病多因平素气血虚衰，在心、肝、肾三经阴阳失调的情况下，情志郁结，起居失宜所致。尺泽、曲池、内关可调气血、利关节、通络止痛；丰隆可和胃气、化痰湿、清神志；三阴交能滋阴养血、补益肝肾；委中行气活血、舒筋通络。

穴位定位

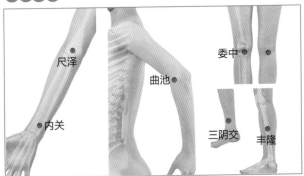

—— 拔罐方法 ——

1 **拔取▸ 尺泽、曲池**
将气罐吸附在尺泽、曲池上，留罐15分钟，以局部皮肤充血为度。

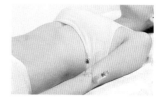

2 **拔取▸ 内关**
将气罐吸附在内关上，留罐15分钟，以被拔罐部位皮肤泛红、充血为度。

3 **拔取▸ 丰隆、三阴交**
将气罐吸附在丰隆、三阴交上，留罐15分钟，以局部皮肤泛红、充血为度。

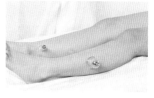

4 **拔取▸ 委中**
将火罐扣在委中上，留罐15分钟，以局部皮肤有少量瘀血排出为佳。

脂肪肝 ▶ 肠胃失调不思茶饭

脂肪肝，是指由于各种原因引起的肝细胞内脂肪堆积过多的病变，严重地威胁着人类的健康，被公认为是隐蔽性肝硬化的常见原因。

【选穴分析】肝俞、脾俞是肝、脾的背俞穴，隶属足太阳膀胱经，有疏肝利胆、健脾和胃的作用，可加强机体对营养物质的消化吸收和利用，补养气血；期门有疏肝养血，解除胸闷、惊悸的作用；配合足三里一起调节脏腑功能，会起到更好的效果。

穴位定位

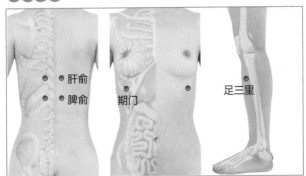

肝俞　脾俞　期门　足三里

——— 拔罐方法 ———

1 **拔取▶ 肝俞、脾俞**

将火罐扣在肝俞、脾俞上，留罐10～15分钟，以局部皮肤泛红、充血为度。

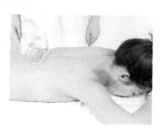

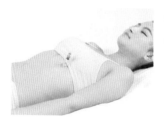

2 **拔取▶ 期门**

将气罐吸附在期门上，留罐15分钟，以局部皮肤充血为度。

3 **拔取▶ 足三里**

将气罐吸附在足三里上，留罐15分钟，以局部皮肤潮红为度。

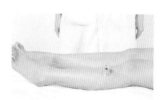

胃下垂 ▶ 中气不足体瘦弱

胃下垂是相对人体正常组织解剖位而言，具体指站立位时，胃位置下降，胃小弯最低点在髂嵴水平连线以下，多见于久病体弱者。

【选穴分析】中医认为，本病多与中气不足，胃的通降功能失常所致。大椎在背部的最高点，加以刺激有升阳之效；肝俞、脾俞、胃俞为肝脾胃的背俞穴，有疏肝利胆、健脾养胃的功效。四穴配伍拔罐，能固本培元，健脾利湿，增强人体的身体功能。

穴位定位

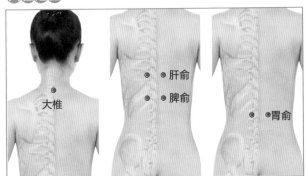

拔罐方法

1 拔取▶ **大椎**
将火罐扣在大椎上，留罐10分钟，以局部皮肤充血为度。

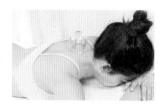

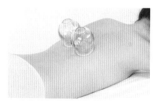

2 拔取▶ **肝俞**
将火罐扣在肝俞上，留罐10分钟，以局部皮肤有少量瘀血拔出为度。

3 拔取▶ **脾俞**
将火罐扣在脾俞上，留罐10分钟，以局部皮肤潮红发热为度。

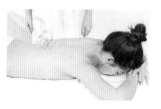

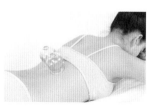

4 拔取▶ **胃俞**
将火罐扣在胃俞上，留罐10分钟，以被拔罐部位皮肤泛红、充血为度。

慢性胃炎 ▶ 上腹疼痛胃胀满

慢性胃炎常见症状是上腹疼痛和饱胀，因食用冷食、硬食、辛辣或其他刺激性食物引起症状或加重，表现为空腹舒适，饭后不适。

【选穴分析】胃属六腑，以通为顺，胃气主降，倘若胃气失于通降，食物的输送传导功能障碍，就会造成气机不畅、胃脘呆滞，引发疼痛。故治胃当以通为用，可取肝俞、脾俞、胃俞、中脘、足三里等穴，用拔罐刺激穴位及周围组织，促进胃气的下泄，消除胃黏膜的炎症。

穴位定位

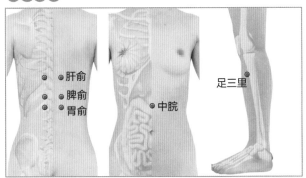

肝俞
脾俞
胃俞
中脘
足三里

—— 拔罐方法 ——

1 **拔取▸ 肝俞、脾俞**

将火罐扣在肝俞、脾俞上，留罐10分钟，以局部皮肤泛红、充血为度。

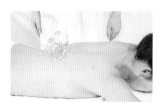

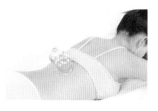

2 **拔取▸ 胃俞**

将火罐扣在胃俞上，留罐15分钟，以局部皮肤有抽紧感为佳。

3 **拔取▸ 中脘**

将火罐扣在中脘上，留罐15分钟，以被拔罐部位充血为度。

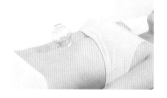

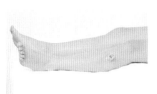

4 **拔取▸ 足三里**

用拔罐器将气罐吸附在足三里上，留罐15分钟，以局部皮肤潮红为度。

消化性溃疡 ▶ 腹痛发作有规律

消化性溃疡主要指发生在胃和十二指肠的慢性溃疡，以周期性发作、节律性上腹部疼痛为主要特征，以青壮年多发。

【选穴分析】肝俞为肝之背俞穴，有疏肝利胆的功效；脾俞穴为脾之背俞穴，刺激该穴可增强脾脏的运化功能，促进消化吸收，增强胃肠动力，促进胃肠蠕动；血海可舒筋活血。中医有"肚腹三里留"的说法，刺激足三里穴可生发胃气、燥化脾湿，促进胃肠吸收。

穴位定位

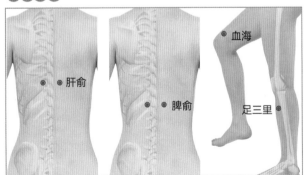

肝俞

血海

脾俞

足三里

拔罐方法

1 **拔取▶ 肝俞、脾俞**

将火罐扣在肝俞、脾俞上，留罐10分钟，以局部皮肤有少量瘀血为度。

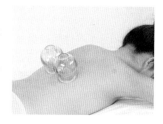

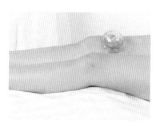

2 **拔取▶ 血海**

将火罐扣在血海上，留罐10分钟，以局部皮肤潮红充血为度。

3 **拔取▶ 足三里**

将气罐吸附在足三里上，留罐10分钟，以局部皮肤泛红、充血为度。

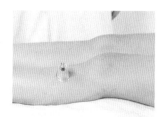

慢性胆囊炎 ▶上腹胀满厌油荤

慢性胆囊炎是指胆囊慢性炎症性病变，大多数为慢性结石性胆囊炎。本病可由急性胆囊炎反复发作迁延而来，也可慢性起病。

【选穴分析】中医认为，肝胆相表里，相互依存，肝俞为肝之背俞穴，有疏肝利胆的功效；中脘穴在腹部，可健脾和胃，消除腹部胀满不适；日月可降逆和胃；阳陵泉能清除肝胆热毒；足三里能专治肚腹部疾病。诸穴配伍拔罐，能治疗因胆囊炎引起的腹部胀满等症状。

穴位定位

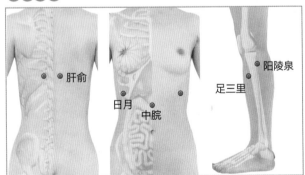

肝俞

日月

中脘

阳陵泉

足三里

拔罐方法

1 拔取▶ **肝俞**
将火罐扣在肝俞上，留罐10分钟，以局部皮肤潮红为度。

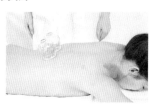

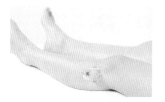

2 拔取▶ **中脘、日月**
用拔罐器将气罐吸附在中脘、日月上，留罐10分钟，以局部皮肤潮红为度。

3 拔取▶ **阳陵泉**
用拔罐器将气罐吸附在阳陵泉上，留罐10分钟，以局部有少量瘀血被拔出为度。

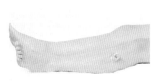

4 拔取▶ **足三里**
用拔罐器将气罐吸附在足三里上，以局部皮肤泛红、充血为度。

胆结石 ▶ 饮食习惯不良所致

胆结石是指发生在胆囊内的结石所引起的疾病，是一种常见病，随年龄增长，发病率也逐渐升高，且女性明显多于男性。

【选穴分析】中医学认为，胆是"中清之腑"，与肝表里，故取肝俞、胆俞以疏肝利胆、通调气机；拔取期门、日月能疏通肝经，疏肝利血，缓解胆结石引发的疼痛；阳陵泉有通经活络的功效，能清理肝胆热毒；胆囊可利胆通腑，主治胆囊疾病。

穴位定位

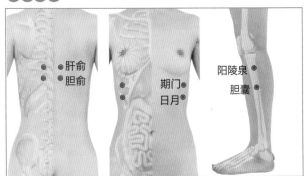

肝俞
胆俞
期门
日月
阳陵泉
胆囊

拔罐方法

1 拔取▶ **肝俞、胆俞**
将火罐扣在肝俞、胆俞上，留罐10分钟，以拔罐部位泛红、充血为度。

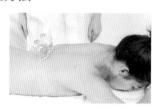

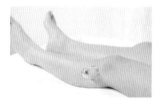

2 拔取▶ **期门、日月**
将气罐吸附在期门、日月上，留罐15分钟，以局部皮肤有少量瘀血为度。

3 拔取▶ **阳陵泉**
用拔罐器将气罐吸附在阳陵泉上，留罐15分钟，以局部皮肤泛红、充血为度。

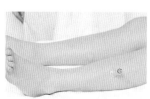

4 拔取▶ **胆囊**
用拔罐器将气罐吸附在胆囊上，留罐15分钟，以皮肤有抽紧感为度。

耳鸣耳聋 ▶ 肾气虚弱听觉乱

耳鸣耳聋在临床上常同时并见，而且治疗方法大致相同，故合并论述。耳鸣是以耳内鸣响为主症。耳聋是以听力减退或听觉丧失为主症。

【选穴分析】中医认为，本病多因暴怒、惊恐、肝胆风火上逆，以致少阳之气闭阻不通所致。或因外感风邪侵袭，壅遏清窍，或因肾气虚弱，精血不能上达于耳而成。故选取外关、合谷、太冲、大椎、命门、肾俞、气海等穴配伍治疗耳鸣耳聋。

穴位定位

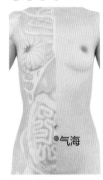

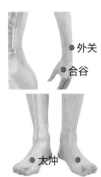

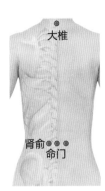

——— 拔罐方法 ———

1 拔取▸ 外关

将气罐吸附在外关上，留罐10分钟，以局部皮肤潮红、有抽紧感为度。

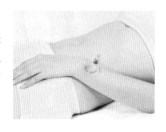

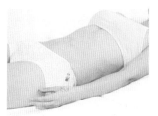

2 拔取▸ 合谷

将气罐吸附在合谷上，留罐10分钟，以局部皮肤泛红、有抽紧感为度。

3 拔取▸ 太冲

将气罐吸附在太冲上，留罐10分钟，以局部皮肤潮红为度。

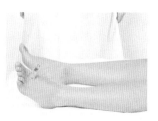

4 拔取 ▸ **大椎**

将火罐扣在大椎上，留罐15分钟，以局部皮肤有少量瘀血为度。

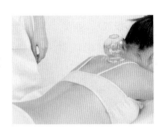

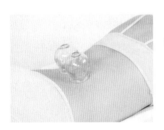

5 拔取 ▸ **肾俞、命门**

将火罐扣在肾俞、命门上，留罐15分钟，以局部皮肤有少量瘀血为度。

6 拔取 ▸ **气海**

用拔罐器将气罐吸附在气海上，留罐10分钟，以局部皮肤有少量瘀血为度。

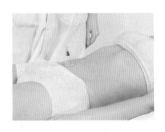

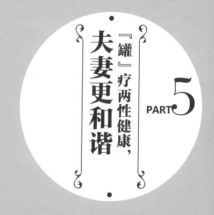

PART 5

「罐」疗两性健康，
夫妻更和谐

在不发达的年代，对于两性话题人们羞于启齿，
而如今，两性健康越来越受重视。
两性疾病包括女性经、带、胎、产、孕、乳以及
男女泌尿生殖系统等带有第二性征的疾病。
本章着重介绍非性传播类两性疾病的拔罐方法，
让你的生活更健康、更自在。

前列腺炎 ▶ 小便灼痛尿频急

前列腺炎是成年男性常见病之一，是由多种复杂原因引起的前列腺的炎症。本病以尿道刺激征和慢性盆腔疼痛为其主要表现。

【选穴分析】肾主水，司二便，主生殖。水的运行需要气血的推动，肾俞有调肾气、强腰脊的作用，对肾炎、前列腺炎等有疗效。三阴交、阴陵泉分别为足太阴脾经的三经交会穴和合穴，有运化水湿、通利水道的作用，刺激此二穴，还能利湿逐瘀、消肿散结。

穴位定位

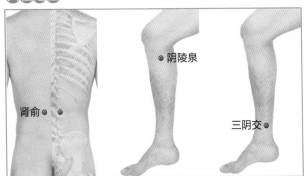

阴陵泉

肾俞

三阴交

—— 拔罐方法 ——

1 拔取▸ **肾俞**

将火罐扣在肾俞上，留罐15分钟，以局部皮肤充血为度。

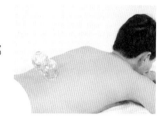

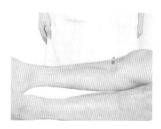

2 拔取▸ **阴陵泉**

将气罐吸附在阴陵泉上，留罐15分钟，以局部皮肤充血为佳。

3 拔取▸ **三阴交**

将气罐吸附在三阴交上，留罐15分钟，以局部皮肤泛红、充血为度。

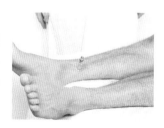

尿道炎 ▶ 小便频繁伴疼痛

尿道炎是由于尿道损伤、尿道内异物、尿道梗阻、邻近器官出现炎症或性生活不洁等原因引起的尿道细菌感染，多见于女性。

【选穴分析】肾俞温肾阳、利膀胱，常被用来治疗肾炎、遗尿、尿道炎等泌尿生殖系统疾病；气海可益肾助阳、调经固精，治疗泌尿系统疾病；阴陵泉有通利小便的作用，坚持刺激此穴，可以改善小便排不干净、慢性前列腺炎，对肛门松弛的治疗也有不错的疗效。

穴位定位

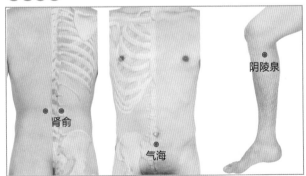

阴陵泉

肾俞

气海

拔罐方法

1 拔取 ▶ 肾俞

将火罐扣在肾俞上，留罐10分钟，以局部皮肤充血为度。

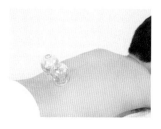

2 拔取 ▶ 气海

将火罐扣在气海上，留罐10分钟，以局部皮肤潮红为度。

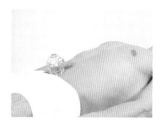

3 拔取 ▶ 阴陵泉

用拔罐器将气罐吸附在阴陵泉上，留罐10分钟，以局部皮肤充血为佳。

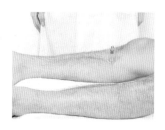

膀胱炎 ▶ 长期憋尿易患病

膀胱炎是泌尿系统最常见的疾病，多见于女性，大多是由于细菌感染所引起，过劳、受凉、长时间憋尿、性生活不洁也易发病。

【选穴分析】膀胱炎在中医学上属淋证范畴，淋证多因膀胱湿热、脾肾两虚、肾阴亏耗等引起膀胱气化不利而导致的。三焦俞有利水强腰、通利三焦的作用，膀胱俞可清热利湿、通经活络；昆仑有安神清热、舒经活络的功效。三穴配伍能通调气机、降逆除湿。

穴位定位

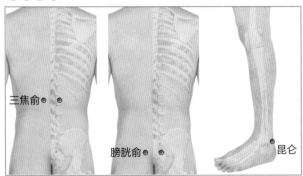

三焦俞

膀胱俞

昆仑

拔罐方法

1 **拔取▶ 三焦俞**

将火罐扣在三焦俞上，留罐10分钟，以局部皮肤潮红为度。

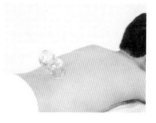

2 **拔取▶ 膀胱俞**

将火罐扣在膀胱俞上，留罐10分钟，以局部皮肤潮红为度。

3 **拔取▶ 昆仑**

用拔罐器将气罐吸附在昆仑上，留罐10分钟，以局部皮肤充血为佳。

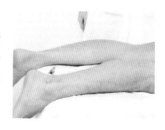

尿潴留 ▶ 排尿困难腹胀满

尿潴留有急性、慢性之分。前者表现为有明显尿意而不能排出引起疼痛，后者表现为尿频、尿不尽感，下腹胀满不适，偶可出现尿失禁。

【选穴分析】中医认为本病因湿热下注膀胱，气机阻遏，水液停滞不通，火引肾气不足而致。膀胱俞为足太阳膀胱经上的穴位，经常刺激该穴可清热利湿、通经活络，使尿液排出体外，气海可补气理气、清热利湿；阴陵泉可行气消肿、渗湿利尿，帮助排尿。

穴位定位

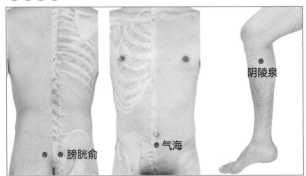

阴陵泉

膀胱俞　　气海

—— 拔罐方法 ——

1 拔取▸ 膀胱俞

将火罐扣在膀胱俞上，留罐10分钟，以局部皮肤有少量瘀血为度。

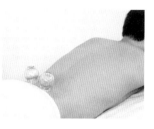

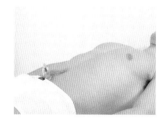

2 拔取▸ 气海

用拔罐器将气罐吸附在气海上，留罐10分钟，以局部皮肤泛红、充血为度。

3 拔取▸ 阴陵泉

将气罐吸附在阴陵泉穴上，留罐15分钟，以局部皮肤泛红、充血为度。

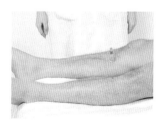

早泄 ▶ 肾气不固射精早

早泄是指性交时间极短，或阴茎插入阴道就射精，随后阴茎即疲软，不能正常进行性交的一种病症，是一种最常见的男性性功能障碍。

【选穴分析】肾主精、主生殖，但脏为藏、腑为泻，因而生精在肾，泄精在膀胱，故可取命门、肾俞，调精气、控精关、补肾壮阳；气海是任脉上的重要穴位，刺激该穴可以补益肾气、通调任督。足三里、三阴交，能补中益气、补肾壮阳，对治疗早泄有所帮助。

穴位定位

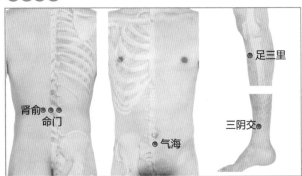

肾俞
命门
气海
足三里
三阴交

—— 拔罐方法 ——

1 **拔取▶ 命门、肾俞**

将火罐扣在命门、肾俞上，留罐10分钟，以局部皮肤有抽紧感为度。

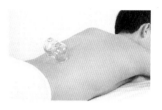

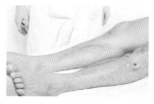

2 **拔取▶ 气海**

将气罐吸附在气海上，留罐10分钟，以局部皮肤泛红、充血为度。

3 **拔取▶ 足三里**

将气罐吸附在足三里上，留罐10分钟，以局部皮肤充血为度。

4 **拔取▶ 三阴交**

将气罐吸附在三阴交上，留罐10分钟，以局部皮肤充血为度。

阳痿 ▶ 勃起障碍房事难

阳痿即勃起功能障碍，是指在企图性交时，阴茎勃起硬度不足于插入阴道，或阴茎勃起硬度维持时间不足于完成满意的性生活。

【选穴分析】本病的发生多因房事不节制、过度疲劳、惊恐伤肾、湿热下注而宗筋弛缓而致，与肾、肝、心、脾的功能失调密切相关。肾俞、志室补益元气、培肾固本；腰阳关、关元俞通利肠道膀胱，清化下焦之湿；关元固本培元；足三里、阴陵泉可健脾益气、补益肝肾。

穴位定位

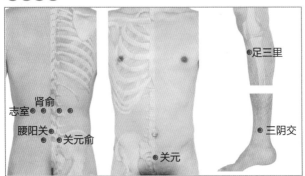

足三里

肾俞

志室

腰阳关

关元俞

三阴交

关元

—— 拔罐方法 ——

1 拔取▶ 肾俞、腰阳关 志室、关元俞

将火罐扣在肾俞、志室、腰阳关、关元俞上，留罐10分钟。

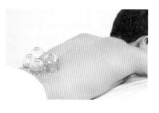

2 拔取▶ 关元

用拔罐器将气罐吸附在关元上，留罐10分钟，以局部皮肤有少量瘀血为度。

3 拔取▶ 足三里

用拔罐器将气罐吸附在足三里上，留罐10分钟，以局部皮肤有少量瘀血为度。

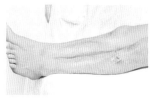

4 拔取▶ 三阴交

用拔罐器将气罐吸附在三阴交上，留罐10分钟，以局部皮肤有少量瘀血为度。

遗精 ▶ 心慌气喘精神委靡

遗精是指无性交而精液自行外泄的一种男性疾病。睡眠时精液外泄为梦遗;清醒时精液外泄为滑精,无论是梦遗还是滑精都统称为遗精。

【选穴分析】心俞是膀胱经的要穴,还是心的背俞穴,刺激此穴可以宽胸理气、通调气血,若有腰酸腿软,加肾俞可补益脾肾;气海对全身有保健养生作用,气海内气的强弱,决定了人的盛衰存亡;每日17~19时,肾经运行之时,刺激三阴交,补肾效果明显。

穴位定位

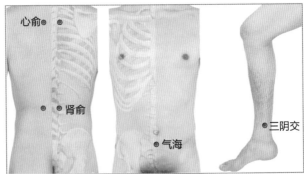

心俞

肾俞

气海

三阴交

—— 拔罐方法 ——

1 拔取▸ 心俞

将火罐扣在心俞上，留罐15分钟，以局部皮肤泛红、充血为度。

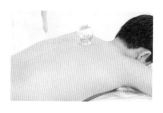

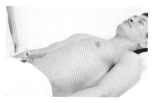

2 拔取▸ 肾俞

将火罐扣在肾俞上，留罐15分钟，以局部皮肤有少量瘀血为度。

3 拔取▸ 气海

将气罐吸附在气海上，留罐15分钟，以被拔罐部位皮肤泛红、充血为度。

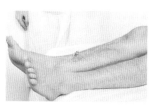

4 拔取▸ 三阴交

将气罐吸附在三阴交上，留罐15分钟，以局部皮肤充血为度。

阴囊潮湿 ▶ 风热湿邪常致病

阴囊潮湿是指由于脾虚或肾虚、药物过敏、缺乏维生素、真菌滋生等原因引起的男性阴囊糜烂、潮湿、瘙痒的一种男性特有的皮肤病。

【选穴分析】中医认为，风邪、湿邪、热邪、血虚、虫淫等为阴囊潮湿致病的主要原因，可分为虚实两种。大椎位于背部最高点，有疏通经络、祛风散热的功效；脾俞可健脾祛湿；曲池能清热利湿；血海、三阴交能活血化瘀，补血养血。诸穴合用能健脾补血、清热利湿，治疗阴囊潮湿。

穴位定位

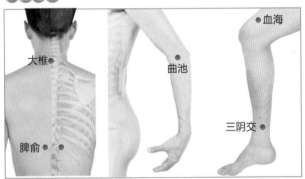

大椎

脾俞

曲池

血海

三阴交

—— 拔罐方法 ——

1 **拔取▶ 大椎、脾俞**
将火罐扣在大椎、脾俞上，留罐10分钟，以局部皮肤泛红、充血为度。

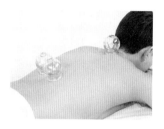

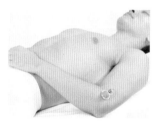

2 **拔取▶ 曲池**
用拔罐器将气罐吸附在曲池上，留罐10分钟，以局部皮肤有少量瘀血为度。

3 **拔取▶ 血海、三阴交**
用拔罐器将气罐吸附在血海、三阴交上，留罐10分钟，以被拔罐部位充血为度。

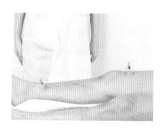

性冷淡 ▶ 性欲缺乏及时调治心理

性冷淡是指由于疾病、精神、年龄等因素导致的性欲缺乏，即对性生活缺乏兴趣。性冷淡有生理症状跟心理症状之分。

【选穴分析】从中医方面来讲，本病因气郁、痰阻、火衰、精亏和气血不足所致，治疗以理气解郁、燥湿化痰、助阳、益精、补益气血为原则。故可取命门、肾俞、次髎，以调精气、补肾壮阳；气海、关元是任脉上的重要穴位，可以补益肾气、通调任督，改善性功能。

穴位定位

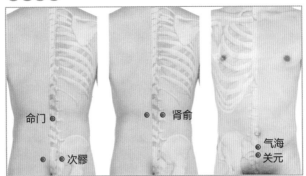

命门　　次髎　　肾俞　　气海　关元

—— 拔罐方法 ——

1 拔取▸ 命门、肾俞

将火罐扣在命门、肾俞上，留罐15分钟，以局部皮肤有少量瘀血为度。

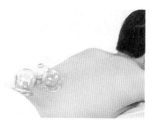

2 拔取▸ 次髎

将火罐扣在次髎上，留罐15分钟，以局部皮肤泛红、充血为度。

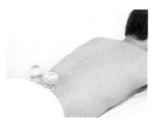

3 拔取▸ 气海、关元

将火罐扣在气海、关元上，留罐15分钟，以局部皮肤泛红、充血为度。

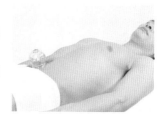

不育症 ▶ 男性生殖功能障碍

不育症指正常育龄夫妇婚后有正常性生活，长期不避孕，却未生育。多由于男性内分泌疾病、生殖道感染、男性性功能障碍等引起。

【选穴分析】中医学认为，不育症多因肾精亏虚、气血不足、肝郁血瘀或湿热下注导致精少、精弱、精寒、精薄、精瘀等。肾俞调补下元、益肾填精；气海能益气补虚，关元能温肾助阳，调理男性性功能；足三里使精血生化之源旺盛。三穴配伍，补肾益精、固本培元。

穴位定位

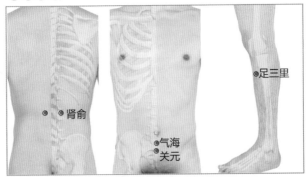

—— 拔罐方法 ——

1 拔取▶ 肾俞

将火罐扣在肾俞上，留罐15分钟，以局部皮肤充血为度。

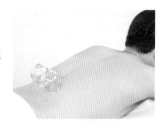

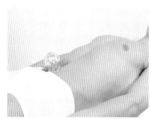

2 拔取▶ 气海、关元

将火罐扣在气海上，留罐15分钟，以局部皮肤潮红为度。

3 拔取▶ 足三里

用拔罐器将气罐吸附在足三里上，留罐15分钟，以局部皮肤潮红为度。

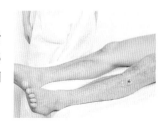

带下病 ▸气血不足身体虚弱

带下病指阴道分泌多量或少量的白色分泌物，有臭味及异味，色泽异常，常与生殖系统局部炎症、肿瘤或身体虚弱等因素有关。

【选穴分析】中医学认为带下病多因湿热下注或气血亏虚，致带脉失约，冲任失调所致。肾俞内应肾脏，有益肾助阳、强腰利水的作用，腰阳关、十七椎可以补益肾精、温通元阳。刺激三阴交，能保养子宫和卵巢，促进任脉、督脉、冲脉的畅通，是女性朋友的福穴。

穴位定位

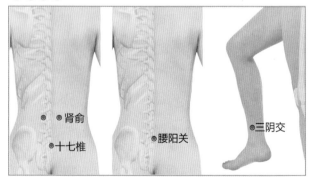

肾俞

十七椎

腰阳关

三阴交

——— 拔罐方法 ———

1 拔取▶ **肾俞**

将火罐扣在肾俞上，留罐10分钟，以局部皮肤潮红为度。

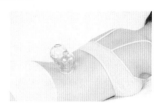

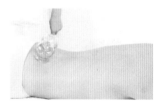

2 拔取▶ **腰阳关**

将火罐扣在腰阳关上，留罐10分钟，以局部皮肤充血为度。

3 拔取▶ **十七椎**

将火罐扣在十七椎及其周围皮肤上，留罐10分钟，以局部皮肤潮红为度。

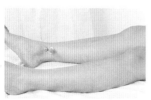

4 拔取▶ **三阴交**

将气罐吸附在三阴交上，留罐10分钟，以局部皮肤潮红为度。

月经不调 ▶ 冲任失调经期紊乱

月经不调是指月经的周期、经色、经量、经质发生了改变。如垂体前叶或卵巢功能异常，就会发生月经不调。

【选穴分析】本病多由肾虚而致冲、任功能失调，或肝热不能藏血、脾虚不能生血等所致。经血从胞宫而出，胞宫位于下腹部，受任脉所管，故可取任脉中气海、关元，调整阴血源头；经血下泄为肾气所控，因而可取肾俞，滋补精气；大椎穴总督一身之阳，有补虚治劳的作用。

穴位定位

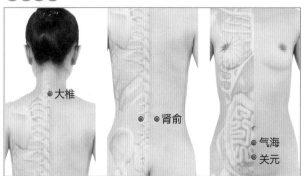

●大椎

●肾俞

●气海
●关元

拔罐方法

1 拔取▸ 大椎
将火罐扣在大椎上，留罐15分钟，以局部皮肤充血为度。

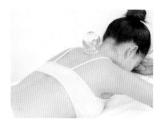

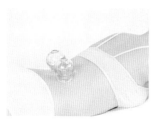

2 拔取▸ 肾俞
将火罐扣在肾俞上，留罐15分钟，以局部皮肤潮红、充血为度。

3 拔取▸ 气海、关元
将气罐吸附在气海、关元上，留罐15分钟，以局部皮肤潮红为度。

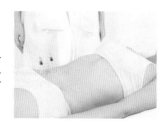

痛经 ▶ 气血不畅疼痛坠胀

痛经又称"月经痛"，是指妇女在月经前后或经期，出现下腹部或腰骶部剧烈疼痛，严重时伴有恶心、呕吐、腹泻，甚则昏厥。

【选穴分析】女子以血为本，而气为血之帅，经血的下泄需阳气的推动，若阳气不足，或气滞血瘀，即可引发痛经，此时可取肾俞、次髎、关元等穴，温补肾阳、益气行血、调节胞宫；足三里、三阴交可健脾和胃，助气血生化；三阴交可以活血化瘀，调理冲任，改善疼痛。

穴位定位

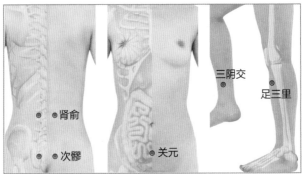

三阴交

足三里

肾俞

次髎

关元

拔罐方法

1 拔取▶ **肾俞、次髎**

将火罐扣在肾俞、次髎上，留罐10分钟，以局部皮肤潮红出现罐印为度。

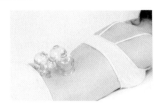

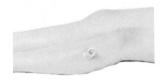

2 拔取▶ **关元**

将气罐吸附在关元上，留罐10分钟，以局部皮肤潮红为佳。

3 拔取▶ **足三里**

将气罐吸附在足三里上，留罐10分钟，以局部皮肤充血为度。

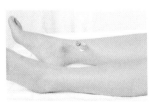

4 拔取▶ **三阴交**

将气罐吸附在三阴交上，留罐10分钟，以局部皮肤充血为度。

闭经 ▶ 功能失常月经不再来

闭经是指妇女应有月经而超过一定时限仍未来潮者，多为内分泌系统的月经调节功能失常，子宫因素以及全身性疾病所致。

【选穴分析】肝俞、脾俞、肾俞是肝、脾、肾的背俞穴，刺激这些穴区可以疏肝解郁、健脾统血、壮阳益肾，能改善闭经症状；次髎、关元有培补元气、肾气，暖下元的作用；足三里具有扶正培元、通经活络的作用；血海、阴陵泉、三阴交具有活血化瘀、补血养血、引血归经的作用。

穴位定位

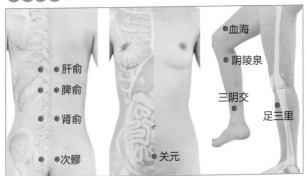

血海

阴陵泉

三阴交

足三里

肝俞

脾俞

肾俞

次髎

关元

拔罐方法

1 拔取▶ **肝俞、脾俞、肾俞、次髎**

将火罐分别扣在肝俞、脾俞、肾俞、次髎上，留罐10分钟。

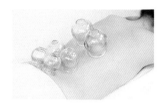

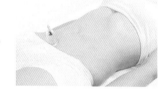

2 拔取▶ **关元**

将气罐吸附在关元上，留罐10分钟，以局部皮肤潮红为佳。

3 拔取▶ **足三里**

将气罐吸附在足三里上，留罐10分钟，以局部皮肤潮红为度。

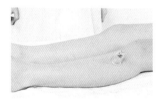

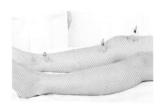

4 拔取▶ **腿部穴位**

将气罐吸附在血海、阴陵泉、三阴交上，留罐10分钟，以局部皮肤充血为度。

崩漏 ▶淋漓不尽血不止

崩漏相当于西医的功能失调性子宫出血，是指妇女非周期性子宫出血，大量出血者为"崩"；病势缓，出血量少，淋漓不绝者为"漏"。

【选穴分析】大椎在背部的最高点，为"诸阳之会"，刺激大椎可有升阳之效；曲池可清热合营、降逆活络；气海隶属任脉，对妇科虚性疾病，如月经不调、崩漏、带下有很好的防治作用；水泉具有传递水液、清热益肾、通经活络、调血的作用。

穴位定位

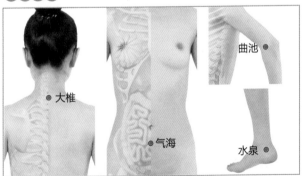

大椎　气海　曲池　水泉

拔罐方法

1 拔取▶ **大椎**

将火罐扣在大椎上，留罐10分钟，以局部皮肤有少量瘀血为度。

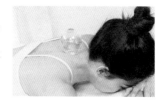

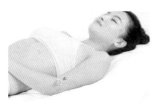

2 拔取▶ **曲池**

将气罐吸附在曲池上，留罐10分钟，以局部皮肤有少量瘀血为度。

3 拔取▶ **气海**

将火罐扣在气海上，留罐10分钟，以局部皮肤潮红为度。

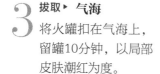

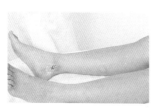

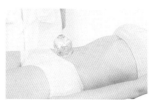

4 拔取▶ **水泉**

将气罐吸附在水泉上，留罐10分钟，以有抽紧感为佳。

慢性盆腔炎 ▶ 腰腹坠胀伴发热

慢性盆腔炎指的是女性内生殖器官、周围结缔组织及盆腔腹膜发生慢性炎症，反复发作，经久不愈。

【选穴分析】盆腔炎患者体内多有湿热阻滞、气滞血瘀，因此治疗重在清热利湿、行气活血，肾俞、腰阳关、关元俞能通利肠道膀胱，清化下焦之湿；气海、关元等穴可益气行气、化湿逐瘀；三阴交为脾经之穴，既健脾祛湿，又益气强身，可增强机体的免疫功能。

穴位定位

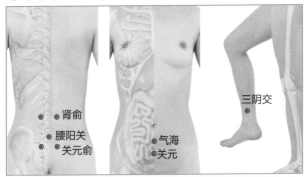

肾俞
腰阳关
关元俞
气海
关元
三阴交

—— 拔罐方法 ——

1 拔取▶ **肾俞、腰阳关**
将火罐扣在肾俞、腰阳关上，留罐10分钟，以局部皮肤潮红为度。

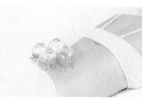

2 拔取▶ **关元俞**
将火罐扣在关元俞上，留罐10分钟，以局部皮肤有少量瘀血为度。

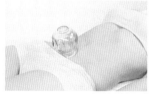

3 拔取▶ **气海、关元**
将火罐扣在气海、关元上，留罐10分钟，以局部皮肤潮红为度。

4 拔取▶ **三阴交**
将气罐吸附在三阴交上，留罐10分钟，以局部皮肤有少量瘀血为度。

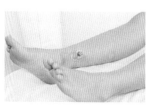

围绝经期综合征 ▶ 心里烦躁易失眠

围绝经期综合征是指女性从生育期向老年期过渡期间，因卵巢功能逐渐衰退，而引起自主神经功能失调，以代谢障碍为主的一系列病症。

【选穴分析】本病的一些不适表现是阴虚造成的，血属阴。女人以血为本，经、带、孕、产等都离不开阴血，围绝经期阴虚涉及的脏腑比较多，其中主要的是肝肾阴虚，取任脉气海，调益冲任、培补元气；取肝俞、肾俞、三阴交、太溪、太冲等穴，以滋阴养血、补养肝肾。

穴位定位

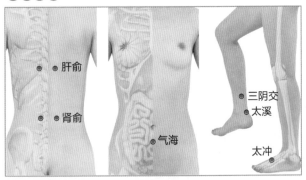

肝俞

肾俞

三阴交

太溪

气海

太冲

拔罐方法

1 拔取▸ 肝俞、肾俞

将火罐迅速扣在肝俞、肾俞上，留罐10分钟，以局部皮肤有少量瘀血为度。

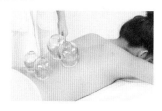

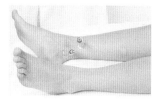

2 拔取▸ 气海

用拔罐器将气罐吸附在气海上，留罐10分钟，以局部皮肤潮红为度。

3 拔取▸ 太溪、三阴交

用拔罐器将气罐吸附在太溪、三阴交上，留罐10分钟，以被拔罐部位充血为度。

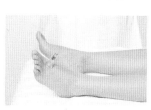

4 拔取▸ 太冲

用拔罐器将气罐吸附在太冲上，留罐10分钟，以局部皮肤有少量瘀血为度。

乳腺增生 ▶ 乳房胀痛有肿块

乳腺增生症是正常乳腺小叶生理性增生与复旧不全，乳腺正常结构出现紊乱，属于病理性增生，其发病率占乳腺疾病的首位。

【选穴分析】中医认为乳房属胃，乳头属肝，又邻近任脉，所以可先取乳房周围穴位，如屋翳、乳根，以疏畅气机、通调阴血、祛瘀散结，刺激乳根还可通经活络、行气解郁、疏通局部气血；取天宗和肩井，可以促进上焦气血运行，化解乳房结节，改善乳腺增生症状。

穴位定位

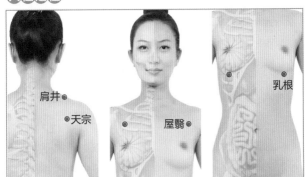

肩井 ● 天宗 ● 屋翳 ● 乳根 ●

拔罐方法

1 拔取▸ **屋翳、乳根**

将气罐吸附于屋翳、乳根上，留罐10分钟，以局部皮肤泛红、充血为度。

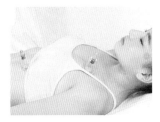

2 拔取▸ **天宗**

将气罐扣在天宗上，留罐10分钟，以局部皮肤泛红、充血为度。

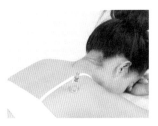

3 拔取▸ **肩井**

将气罐吸附于肩井上，留罐10分钟，以局部皮肤充血为度。

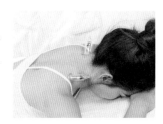

产后缺乳 ▶ 乳汁稀少妈妈忧心

产后缺乳是指产后乳汁分泌量少，不能满足婴儿需要的一种症状。乳汁的分泌与乳母的精神状态、情绪和营养状况、睡眠质量有关。

【选穴分析】中医认为本病多因素体虚弱，或产期失血过多，以致气血亏虚，乳汁化源不足，或情志失调、气机不畅、乳汁壅滞不行所致。天宗、肩井有理气消肿、舒经活络的功效，可消除乳汁瘀堵；期门理气活血，缓解乳汁壅滞引起的疼痛；膏肓可补虚益损，调理产后虚弱。

穴位定位

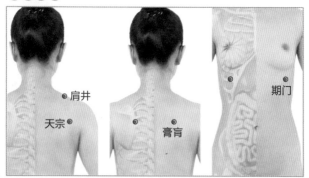

肩井

天宗

膏肓

期门

—— 拔罐方法 ——

1 拔取▶ 天宗

用拔罐器将气罐吸附在天宗上，留罐10分钟，以局部皮肤潮红为度。

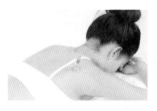

2 拔取▶ 肩井

用拔罐器将气罐吸附在肩井上，留罐10分钟，以局部皮肤充血为度。

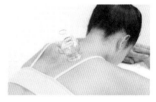

3 拔取▶ 膏肓

将火罐扣在膏肓上，留罐10分钟，以局部皮肤潮红为佳。

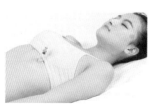

4 拔取▶ 期门

用拔罐器将气罐吸附在期门上，留罐10分钟，以局部皮肤泛红、充血为度。

产后腹痛 ▶ 下腹疼痛恶露多

产后腹痛是指女性分娩后下腹部疼痛，属于分娩后的一种正常现象，一般疼痛2~3日，而后疼痛自然消失，多则1周以内消失。

【选穴分析】产后腹痛常因宫内炎症刺激，或子宫收缩力减弱和次数减少，瘀血停留所致。按摩腹部的气海、关元，能有效改善腹部和子宫内的血液、淋巴循环，促进局部炎症消除，加快恶露的排出。按摩肾俞、腰阳关、次髎补肾养宫，三阴交能活血化瘀、排恶露。

穴位定位

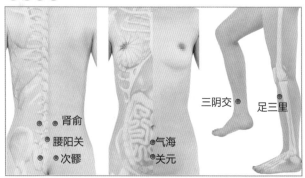

肾俞
腰阳关
次髎
气海
关元
三阴交
足三里

—— 拔罐方法 ——

1 拔取▶ **腰骶部穴位**
将火罐迅速扣在肾俞、腰阳关、次髎上，留罐10分钟，以局部皮肤潮红为度。

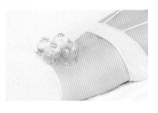

2 拔取▶ **气海、关元**
将气罐吸附在气海、关元上，留罐10分钟，以局部皮肤充血为度。

3 拔取▶ **足三里**
用拔罐器将气罐吸附在足三里穴上，留罐15分钟，以局部皮肤潮红为度。

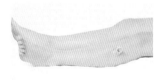

4 拔取▶ **三阴交**
将拔罐器将气罐吸附在三阴交上，留罐10分钟，以局部皮肤潮红为佳。

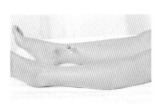

不孕症 ▶ 多种原因导致无法受孕

不孕症是指夫妇同居而未避孕，经过较长时间不怀孕的病症。不孕多由于流产过多、妇科疾病、压力过大和过度减肥等引起。

【选穴分析】中医认为女子不孕多因先天禀赋不足、房室不节；或蕴生痰湿、气机阻滞、冲任不通；或血瘀凝结等引起。关元可固本培元；血海有活血化瘀、补血养血、引血归经之功。同时，刺激足三里，可以益气生血、疏调肝肾、增强体质；三阴交是调理妇科的要穴。

穴位定位

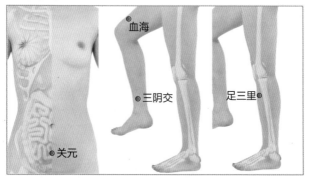

拔罐方法

1 **拔取▶ 关元**
将气罐吸附在关元上，留罐10分钟，以局部皮肤潮红为佳。

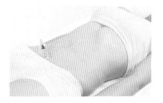

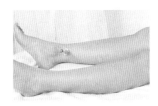

2 **拔取▶ 三阴交**
将气罐吸附在三阴交上，留罐10分钟，以局部皮肤潮红为度。

3 **拔取▶ 血海**
将火罐扣在血海上，留罐10分钟，以局部皮肤泛红、充血为度。

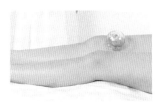

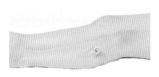

4 **拔取▶ 足三里**
将气罐吸附在足三里上，留罐10分钟，以局部皮肤充血为度。

子宫脱垂 ▶腹部下坠腰酸软

子宫脱垂又称子宫脱出，本病是指子宫从正常位置沿阴道向下移位。其病因为支托子宫及盆腔脏器的组织损伤或失去支托力，以及骤然或长期增加腹压所致。

拔罐疗法

1 拔取 ▶ 关元
将气罐吸附在关元上，留罐10分钟，以局部皮肤充血为度。

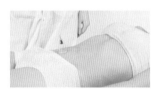

2 拔取 ▶ 气海
将火罐扣在气海上，留罐10分钟，以局部皮肤潮红为度。

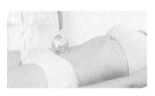

3 拔取 ▶ 足三里
将气罐吸附在足三里上，留罐10分钟，以局部皮肤充血为度。

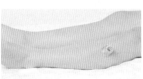

颈肩腰腿痛难忍，拔罐来相助

PART 6

颈肩腰腿疾病的产生与长时间都处于一种姿势，
导致肌肉劳损、骨骼错位有很大关系，
如司机、办公室白领、作家、编辑这类作业人群。
一旦患上此类疾病，便令人苦不堪言，
药物往往不能达到理想的效果，
这时候拔罐的好处就显现出来了。
拔罐可以疏通经络，行气活血，
缓解颈肩腰腿痛带来的困扰。

颈椎病 ▶ 肩颈疼痛上肢麻

颈椎病主要临床表现为头、颈、肩、臂、上胸背疼痛或麻木、酸沉、放射性痛，头晕，无力，上肢感觉明显减退。

【选穴分析】中医认为颈椎病多因督脉受损，经络闭阻，或气血不足所致，治疗以疏经通络、活血止痛为主。人体颈肩部的经络主要是督脉和手三阳经，按照"循经取穴"的原理，选取大椎、肩井、肩外俞，可达到清热祛湿、降逆活络、通利关节的效果。

穴位定位

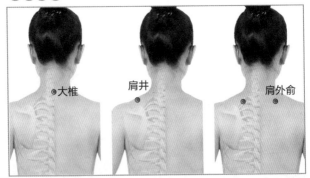

—— 拔罐方法 ——

1 拔取 ▶ 大椎

将火罐扣在大椎上，留罐10分钟，以局部皮肤泛红、充血为度。

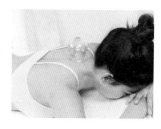

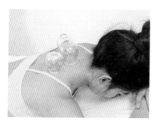

2 拔取 ▶ 肩外俞

将火罐扣在肩外俞上，留罐10分钟，以局部皮肤充血为度。

3 拔取 ▶ 肩井

用拔罐器将气罐吸附在肩井上，留罐10分钟，以局部皮肤充血为度。

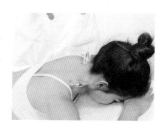

落枕 ▶ 气血凝滞颈项强

落枕多因睡卧时体位不当，造成颈部肌肉损伤，或颈部感受风寒，或外伤，致使经络不通，气血凝滞，筋脉拘急而成。

【选穴分析】落枕大多为阳气或阳经损伤。因此拔罐时，可选取阿是穴，疏风散寒、行气活血、通经止痛。取肩井，可改善肩周血液循环，松解粘连，调节头颈歪斜、转侧不利的情况。取天宗、大椎，可疏通经络、祛风邪，可治疗因落枕引起的肩臂僵硬。

穴位定位

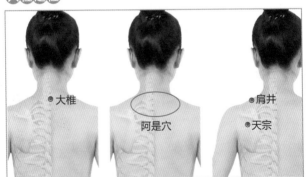

大椎　　　阿是穴　　　肩井　　天宗

拔罐方法

1 拔取▶ **阿是穴**

将气罐吸附在阿是穴上，留罐10分钟，以局部皮肤充血为度。

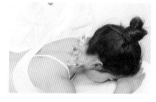

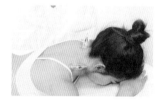

2 拔取▶ **肩井**

将气罐吸附在肩井上，留罐10分钟，以局部皮肤充血为度。

3 拔取▶ **天宗**

将气罐吸附在天宗上，留罐10分钟，以局部皮肤充血为度。

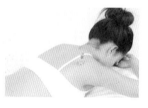

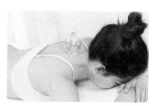

4 拔取▶ **大椎**

将火罐扣在大椎上，留罐10分钟，以局部皮肤泛红、充血为度。

肩周炎 ▶ 昼轻夜重臂难举

肩周炎是肩部关节囊和关节周围软组织的一种退行性、炎症性慢性疾患。主要表现为患肢肩关节疼痛，昼轻夜重，活动受限。

【选穴分析】中医认为本病多由气血不足，营卫不固，风、寒、湿之邪侵袭肩部经络，致使筋脉收引，气血运行不畅而成，或因外伤劳损，经脉滞涩所致。故取肩周的大椎、大杼、厥阴俞、肩井、天宗等穴，疏风散寒、行气活血、祛湿通络止痛。

穴位定位

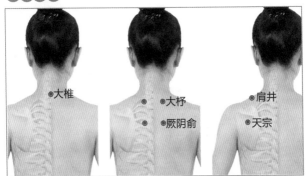

拔罐方法

1 **拔取▶ 大椎**
将火罐扣在大椎上，留罐10分钟，以局部皮肤泛红、充血为度。

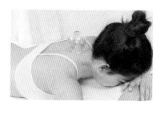

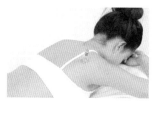

2 **拔取▶ 肩井**
将气罐吸附在肩井上，留罐10分钟，以局部皮肤有少量瘀血为度。

3 **拔取▶ 天宗**
将气罐吸附在天宗上，留罐10分钟，以被拔罐部位皮肤有抽紧感为度。

4 **拔取▶ 大杼、厥阴俞**
将火罐扣在大杼、厥阴俞上，留罐10分钟，以局部皮肤泛红、充血为度。

网球肘 ▶ 肘臂疼痛阴雨重

网球肘又称肱骨外上髁炎，是指手肘外侧肌腱疼痛发炎，多见于泥瓦工、钳工、木工、网球运动员等从事单纯臂力收缩运动工作的人群。

【选穴分析】曲池在肘关节附近，由于穴位的近治作用，刺激曲池可以治疗上肢、手臂的不适，缓解局部酸痛症状；尺泽和手三里靠近肘关节，对于手臂麻痛、上肢神经痛等都有不错的疗效；合谷、外关、孔最可通络开窍，治疗如手指痛、手臂痛、腕关节痛等。

穴位定位

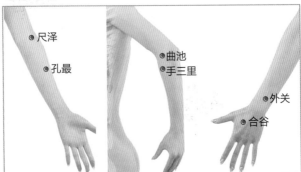

尺泽

孔最

曲池
手三里

外关

合谷

拔罐方法

1 拔取 ▸ 曲池、尺泽、手三里、外关

将气罐吸附在曲池、尺泽、手三里、外关上，留罐10分钟，以局部皮肤充血为度。

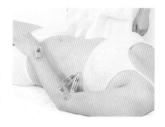

2 拔取 ▸ 合谷

将气罐吸附在合谷上，留罐10分钟，以局部皮肤充血为度。

3 拔取 ▸ 孔最

将气罐吸附在孔最上，留罐15分钟，以局部皮肤潮红为度。

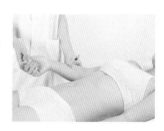

腰肌劳损 ▶ 疏通经络疼痛缓解

腰肌劳损是指无明显外伤引起的腰部疼痛。本病以两侧腰部、椎旁及骶嵴上疼痛较为明显，多见于体力劳动、过累、受潮及受凉。

【选穴分析】腰部软组织劳损的发病部位，大多属督脉和足太阳经的循行路线，因此治疗该病可取经外奇穴腰眼，以缓解肌肉的痉挛，减轻疼痛；取足太阳膀胱经的肾俞、关元俞，以疏风散寒、温经通络、益肾止痛；取志室，以补肾、利湿、强腰脊；取委中，舒筋活络，缓解腰腿疼痛。

穴位定位

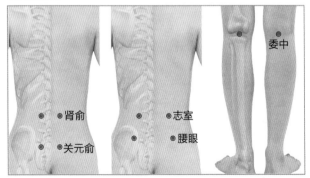

肾俞
关元俞
志室
腰眼
委中

—— 拔罐方法 ——

1 拔取▸肾俞、腰眼、关元俞

将火罐扣在肾俞、腰眼、关元俞上，留罐10分钟，以局部皮肤充血为度。

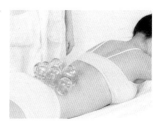

2 拔取▸志室

将火罐扣在志室上，留罐10分钟，以局部皮肤充血为度。

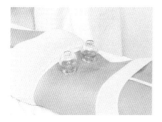

3 拔取▸委中

将气罐吸附在委中上，留罐10分钟，以局部皮肤潮红为度。

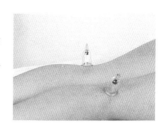

腰椎间盘突出 ▶ 下肢麻木腰骶痛

由于腰椎间盘退行性改变后弹性下降而膨出，椎间盘纤维环破裂髓核突出，压迫神经根、脊髓而引起的以腰腿痛为主的临床表现。

【选穴分析】肾俞作为肾的背俞穴，有益肾助阳、强腰利水之效，刺激肾俞能补益肾精、强身壮腰。中医认为，适当刺激大肠俞、次髎，不仅强壮腰脊，还能改善腰部神经肌肉，缓解疼痛。委中、承山在坐骨神经通路周围，适当刺激可以改善坐骨神经通路的血液循环，缓解疼痛。

穴位定位

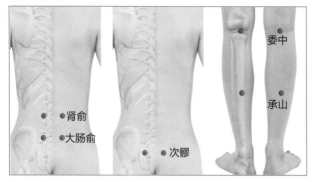

肾俞

大肠俞

次髎

委中

承山

拔罐方法

1 拔取▶ 背部穴位

将火罐扣在肾俞、大肠俞、次髎上，留罐10分钟，以局部皮肤潮红为度。

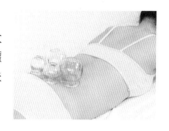

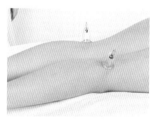

2 拔取▶ 委中

将气罐吸附在委中上，留罐10分钟，以局部皮肤潮红为度。

3 拔取▶ 承山

将气罐吸附在承山上，留罐10分钟，以被拔罐部位皮肤泛红、充血为度。

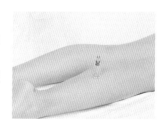

腰酸背痛 ▶ 久劳成疾腰背痛

腰酸背痛是指脊柱骨和关节及其周围软组织等病损的一种症状。常用以形容劳累过度。日间劳累加重，休息后可减轻。

【选穴分析】中医认为，本病因感受寒湿、湿热、气滞血瘀、肾亏体虚或跌仆外伤所致。肾俞作为肾的背俞穴，可益肾助阳、强腰利水，刺激肾俞能补益肾精、强身壮腰；大肠俞有理气降逆、调和肠胃的功效；委中有舒筋通络、祛除风湿的作用，用于治疗腰背痛、急性腰扭伤。

穴位定位

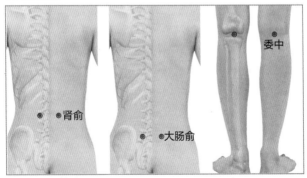

委中

肾俞

大肠俞

—— 拔罐方法 ——

1 拔取▸ **肾俞**

将火罐扣在肾俞上，留罐10分钟，以局部皮肤潮红为度。

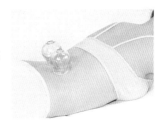

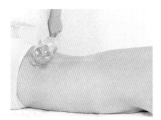

2 拔取▸ **大肠俞**

将火罐扣在大肠俞上，留罐10分钟，以局部皮肤充血为度。

3 拔取▸ **委中**

将气罐吸附在委中上，留罐10分钟，以局部皮肤潮红为度。

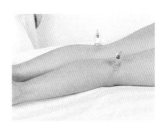

急性腰扭伤 ▸ 脊椎倾斜腰剧痛

急性腰扭伤是由于腰部的肌肉、筋膜、韧带等部分软组织突然受到外力的作用过度牵拉所引起的急性损伤。

【选穴分析】急性腰扭伤属中医"伤筋"范畴，其主要病机是血瘀气滞，气血运行受限，"不通则痛"。治疗时可在腰部周围选取阿是穴以活血化瘀、理气止痛；中医历来有"腰背委中求"的说法，适当刺激委中可舒筋通络、祛除风湿；养老有舒筋活络之功效，可治疗急性腰扭伤。

穴位定位

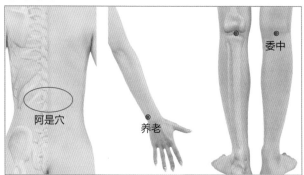

委中

阿是穴

养老

拔罐方法

1 拔取▸ 阿是穴

将火罐扣在阿是穴上，留罐10分钟，以局部皮肤有少量瘀血为度。

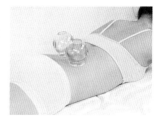

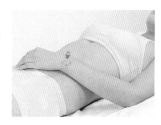

2 拔取▸ 委中

将气罐吸附在委中上，留罐10分钟，以局部皮肤有少量瘀血为度。

3 拔取▸ 养老

将气罐吸附在养老上，留罐10分钟，以局部皮肤充血为度。

坐骨神经痛 ▶ *腰臀疼痛连下肢*

坐骨神经痛指坐骨神经病变，沿坐骨神经通路即腰、臀部、大腿后、小腿后外侧和足外侧发生的疼痛症状群。

【选穴分析】本病的发病部位基本上都处在足太阳膀胱经和足少阳胆经的运行区域，按照中医"循经取穴"的治疗原则，沿经络走向取疼痛周围的阿是穴以理气止痛、舒筋活络；沿下肢外侧取阳陵泉、悬钟可以强壮筋骨、疏通经脉，治疗坐骨神经痛。

穴位定位

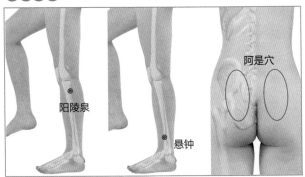

拔罐方法

1 拔取 ▶ 阳陵泉

将气罐吸附在阳陵泉上，留罐10分钟，以被拔罐部位皮肤有抽紧感为度。

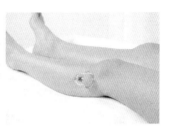

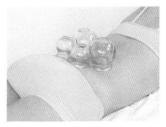

2 拔取 ▶ 悬钟

将气罐吸附在悬钟上，留罐10分钟，以局部皮肤充血为佳。

3 拔取 ▶ 阿是穴

将火罐扣在阿是穴上，留罐10分钟，以被拔罐部位皮肤泛红、充血为度。

膝关节炎 ▶ 关节强痛难屈伸

膝关节炎是最常见的关节炎，是软骨退行性病变和关节边缘骨赘的慢性进行性退化性疾病，好发于体重偏重者和中老年人。

【选穴分析】中医认为，本病主要由于机体阳虚、防御抵抗力弱，使得风、寒、湿等外邪乘虚而入，阻于经络，导致气血痹阻。治疗时取膝周穴位如鹤顶、内膝眼、犊鼻、梁丘，可舒经活络、祛湿止痛、疏利关节；取委中、承山可理气止痛、舒筋活络，有效治疗膝关节炎。

穴位定位

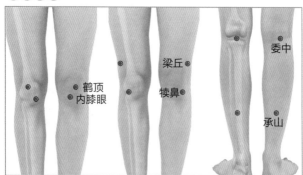

拔罐方法

1

拔取▸鹤顶、内膝眼、犊鼻、梁丘

用拔罐器将气罐吸附在鹤顶、内膝眼、犊鼻、梁丘上，留罐10分钟，以局部皮肤有抽紧感为度。

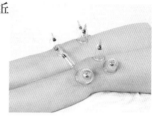

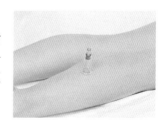

2

拔取▸ 委中

用拔罐器将气罐吸附在委中上，留罐10分钟，以局部皮肤有少量瘀血为度。

3

拔取▸ 承山

用拔罐器将气罐吸附在承山上，留罐10分钟，以局部皮肤潮红为度。

小腿抽筋 ▶ 突然发作痛难忍

腿抽筋又称肌肉痉挛，是肌肉自发性的强直性收缩现象。小腿肌肉痉挛最为常见，是由于腓肠肌痉挛所引起。

【选穴分析】治疗小腿抽筋的关键在于祛寒除湿、疏经通络、调补肾气三者并举。取命门、肾俞，可以滋阴壮阳，疏通督脉上的气滞点，促进气血运行；由于肾与膀胱相表里，所以可再取委中、三阴交、承山等穴，有利于理气止痛、行气活血、祛寒除湿，改善抽筋现象。

穴位定位

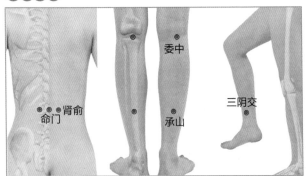

—— 拔罐方法 ——

1 拔取▸ **命门、肾俞**
将火罐扣在肾俞上，留罐10分钟，以局部皮肤潮红为度。

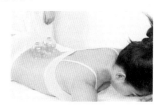

2 拔取▸ **委中**
将气罐吸附在委中上，留罐10分钟，以局部皮肤潮红为度。

3 拔取▸ **承山**
将气罐吸附在承山上，留罐10分钟，以局部皮肤泛红、充血为度。

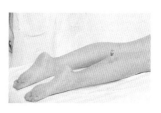

4 拔取▸ **三阴交**
将气罐吸附在三阴交上，留罐15分钟，以局部皮肤充血为度。

脚踝疼痛 ▶ 行走不便需要保暖

脚踝疼痛是由于不适当的运动稍微超出了脚踝的承受力，造成脚踝软组织损伤，使它出现了一定的疼痛症状。

【选穴分析】根据穴位的远治作用，可选取膈俞、承山、血海等进行治疗。膈俞和承山为足太阳膀胱经上的穴位，有理气止痛、舒筋活络的功用，血海有活血化瘀的功效，能减少体内瘀阻；刺激距小腿关节周围的经穴太溪，能有效改善局部血液循环，疏通经络，减少疼痛感。

穴位定位

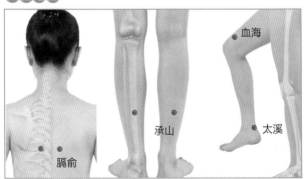

血海

承山

太溪

膈俞

—— 拔罐方法 ——

1 拔取▸ **膈俞**

将火罐扣在膈俞上，留罐10分钟，以局部皮肤有少量瘀血为度。

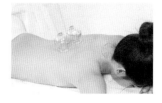

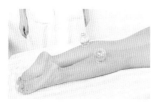

2 拔取▸ **承山**

将火罐扣在承山上，留罐10分钟，以皮肤泛红、充血为度。

3 拔取▸ **血海**

将火罐扣在血海上，留罐10分钟，以局部皮肤有少量瘀血为度。

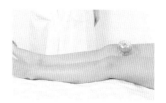

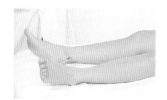

4 拔取▸ **太溪**

将气罐吸附在太溪上，留罐10分钟，以局部皮肤泛红为度。

肌肉萎缩 ▶营养障碍功能失

肌肉萎缩是指横纹肌营养障碍，肌肉纤维变细甚至消失等导致的肌肉体积缩小病症。肌肉营养状况不佳除肌肉组织本身的萎缩病理变化外，更与神经系统有密切关系。

—— 拔罐疗法 ——

1 **拔取 ▶ 肝俞**
将火罐扣在肝俞上，留罐10分钟，以有少量瘀血为度。

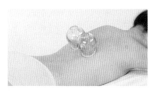

2 **拔取 ▶ 脾俞**
将火罐扣在脾俞上，留罐10分钟，以局部皮肤充血为度。

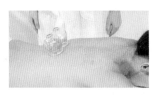

3 **拔取 ▶ 肾俞、腰阳关**
将火罐扣在肾俞、腰阳关上，留罐10分钟，以皮肤潮红为度。

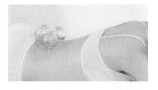

附录 常见病症特效穴笔画索引

笔画	病症	特效穴
三画	三叉神经痛	大椎、膈俞、胆俞
	小腿抽筋	委中、承山、三阴交
	子宫脱垂	气海、关元、足三里
四画	支气管炎	大椎、大杼、风门
	不育症	肾俞、气海、足三里
	不孕症	关元、血海、三阴交
	牙痛	大椎、胃俞、足三里
	中暑	大椎、委中、曲池
	月经不调	肾俞、气海、关元
	心律失常	心俞、气海、关元

笔画	病症	特效穴
五画	打嗝	膻中、巨阙、关元
	头痛	大椎、风门、中脘
	发热	大椎、太阳、曲池
	失眠	足三里、三阴交、太阳
六画	早泄	命门、肾俞、气海
	阳痿	肾俞、志室、腰阳关
	闭经	关元、血海、三阴交
	阴囊潮湿	大椎、血海、三阴交
	耳鸣耳聋	合谷、太冲、大椎
	产后缺乳	天宗、肩井、膏肓
	产后腹痛	肾俞、腰阳关、次髎
	网球肘	曲池、尺泽、孔最
	肌肉萎缩	肝俞、脾俞、肾俞
七画	围绝经期综合征	气海、太溪、太冲
	呕吐	大椎、中脘、足三里

笔画	病症	特效穴
七画	低血压	膻中、足三里、涌泉
	尿道炎	肾俞、气海、阴陵泉
	尿潴留	膀胱俞、气海、阴陵泉
	坐骨神经痛	阳陵泉、悬钟、阿是穴
八画	卒中后遗症	尺泽、曲池、内关
	空调病	大椎、肩井、肩髎
	肺炎	大椎、风门、肺俞
	肩周炎	大椎、大杼、厥阴俞
	乳腺增生	屋翳、乳根、天宗
	性冷淡	命门、肾俞、气海
	肥胖症	肺俞、胃俞、三阴交
九画	咳嗽	风门、肺俞、外关
	急性阑尾炎	大横、腹结、阑尾
	急性肠炎	中脘、天枢、足三里
	胃痛	中脘、足三里、天枢
	胃下垂	大椎、脾俞、胃俞

笔画	病症	特效穴
九画	急性扁桃体炎	大椎、天突、合谷
	便秘	大肠俞、天枢、大横
	冠心病	厥阴俞、心俞、膻中
	神经衰弱	心俞、足三里、三阴交
	前列腺炎	肾俞、阴陵泉、三阴交
	带下病	肾俞、腰阳关、三阴交
	急性腰扭伤	委中、养老、阿是穴
	胆结石	胆俞、期门、胆囊
十画	胸闷	中府、膻中、期门
	哮喘	风门、肺俞、身柱
	眩晕	膈俞、气海、三阴交
	脂肪肝	肝俞、期门、足三里
	高血压	肺俞、脾俞、丰隆
	高脂血症	大椎、曲池、阳陵泉
	疲劳综合征	心俞、足三里、三阴交

笔画	病症	特效穴
十画	消化性溃疡	肝俞、血海、足三里
十一画	脱肛	夹脊、大肠俞、承山
	偏头痛	心俞、肝俞、脾俞
	崩漏	大椎、曲池、气海
	颈椎病	大椎、肩外俞、肩井
	痔疮	大肠俞、足三里、三阴交
	梅尼埃病	中脘、气海、关元
	脚踝疼痛	承山、血海、太溪
十二画	落枕	大椎、肩井、天宗
	痢疾	天枢、大巨、足三里
	遗精	心俞、肾俞、气海
	痛经	肾俞、次髎、关元
十三画	感冒	大椎、风门、肺俞
	腹胀	脾俞、中脘、足三里
	腹泻	中脘、天枢、关元

笔画	病症	特效穴
十三画	腰椎间盘突出	肾俞、委中、承山
	腰肌劳损	肾俞、腰眼、关元俞
	腰酸背痛	肾俞、大肠俞、委中
十四画及以上	慢性咽炎	大椎、尺泽、合谷
	慢性胃炎	胃俞、中脘、足三里
	慢性胆囊炎	肝俞、中脘、阳陵泉
	膀胱炎	三焦俞、膀胱俞、昆仑
	慢性盆腔炎	气海、关元、三阴交
	膝关节炎	阿是穴、犊鼻、委中
	糖尿病	脾俞、三焦俞、肾俞、三阴交
	膝关节炎	鹤顶、犊鼻、委中